GUIDE

DE LA GARDE-MALADE

CONFÉRENCES AUX DAMES DE LA SOCIÉTÉ FRANÇAISE

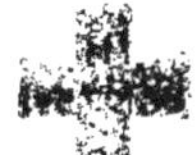

DE SECOURS AUX BLESSÉS MILITAIRES

PAR

A. MONTEUUIS (de Dunkerque)

Docteur en médecine de la Faculté de Paris
Ex-interne des hôpitaux
Ex-interne à la Maternité Saint-Anne
Membre de la Société française d'hygiène

AVEC 21 FIGURES INTERCALÉES DANS LE TEXTE

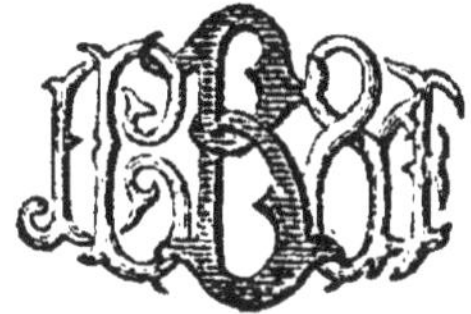

PARIS

LIBRAIRIE J.-B. BAILLIÈRE ET FILS

19, rue Hautefeuille, près le boulevard St-Germain.

—

1891

LE GUIDE DE LA GARDE-MALADE

PUBLICATIONS DU MÊME AUTEUR

De la fièvre et des antipyrétiques nouveaux dans les maladies des enfants; 1886, in-8.

Nouvel appareil à extension continue pour le traitement des fractures de cuisse et de la coxalgie; 1887, in-8.

Zona crural et cervico-brachial (Journal des sciences médicales de Lille, 8 février 1889).

Hernie labiale antérieure (Journal des sciences médicales de Lille, juin 1889).

Un cas de tétanie, traitement par l'antipyrine. (Journal des sciences médicales de Lille, juin 1889).

Amputation de cuisse chez un vieillard de 75 ans, atteint d'un ostéo-sarcome datant de trois ans, (Journal des sciences médicales de Lille, 1889).

Les enfants aux bains de mer. 1 vol. in-16 de 150 pages, (Bibliothèque médicale, J.-B. Baillière et fils).... 2 fr.

De l'hypertrophie des amygdales, (Journal des sciences médicales de Lille 1890).

Vaccine et tuberculose, Journal des sciences médicales de Lille (1891).

Orléans, imp. G. Morand.

GUIDE

DE LA GARDE-MALADE

CONFÉRENCES AUX DAMES DE LA SOCIÉTÉ FRANÇAISE

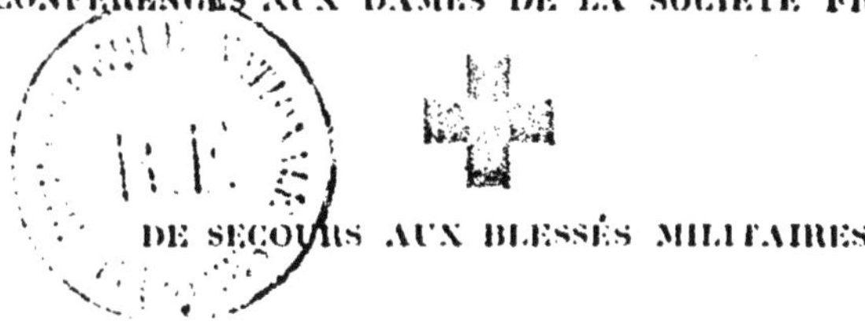

DE SECOURS AUX BLESSÉS MILITAIRES

PAR

A. MONTEUUIS (de Dunkerque)

Docteur en médecine de la Faculté de Paris
Ex-interne des hôpitaux
Ex-interne à la Maternité Saint-Anne
Membre de la Société française d'hygiène

AVEC 21 FIGURES INTERCALÉES DANS LE TEXTE

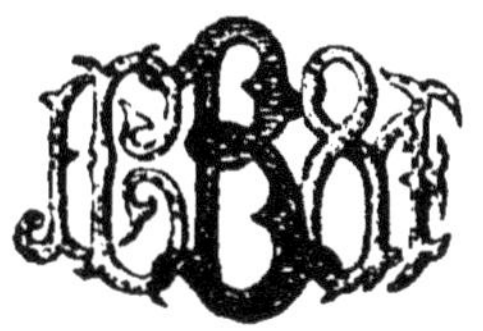

PARIS
LIBRAIRIE J.-B. BAILLIÈRE ET FILS
19, rue Hautefeuille, près le boulevard St-Germain.

—

1891

PRÉFACE

A l'heure présente, l'idée de contagion personnifiée ou plutôt incarnée dans le microbe, domine l'hygiène et la médecine.

Le microbe voilà l'ennemi, tel est l'axiome qui résume la chirurgie contemporaine ; panser une plaie, c'est la mettre à l'abri du microbe.

Le microbe voilà l'ennemi, tel est encore le principe qui semble contenir en abrégé toutes les mesures préventives à prendre contre les affections contagieuses, et, à opposer à leur propagation.

Il est donc logique que ce soit autour du microbe que viennent se grouper les notions d'hygiène et de traitement des maladies et des blessures.

C'est à la lumière des découvertes de Pasteur qu'il faut désormais voir et apprendre l'art de soigner nos malades et de panser nos blessés. En même temps qu'elles nous éclairent, elles sont pour nous un précieux enseignement, car elles nous donnent des idées directrices, elles nous montrent comment il faut comprendre le traitement des plaies comme des affections d'origine microbienne.

La science a ses droits, et, dans cette étude,

c'est au microbe qu'elle donne, qu'elle assigne aujourd'hui la première place.

La garde-malade, l'infirmier, l'ambulancière doivent, avant tout, apprendre à le connaître, pour croire d'abord à son existence ; ils doivent également, pour bien se pénétrer et se convaincre de la nécessité de toutes les mesures à prendre contre lui, savoir son importance, son rôle, et surtout sa terrible ingérence, tant en ce qui concerne les secours à donner aux blessés, que dans la propagation des maladies. Je dirai plus : pour que dans la pratique journalière, les soins à prendre autour du malade et du blessé soient donnés à la lumière des idées Pastoriennes, il faut, en les enseignant dans tous leurs détails, faire voir, à chaque pas, qu'ils sont bien dirigés contre le microbe, qu'ils visent directement ce petit génie malfaisant. A cette condition seulement, ils seront bien observés, et, porteront tous leurs fruits.

Bien qu'on ait dit qu'il ne faille jamais chercher la petite bête, je m'appliquerai donc à vous apprendre, et à vous habituer, à la voir partout.

La première conférence traitera *du microbe* et parallélement de l'hygiène d'une chambre de malade.

La seconde sera consacrée au microbe et à l'antisepsie, cette fameuse méthode qui a révolutionné le monde de la chirurgie, et, appelée en médecine à donner, dans le traitement préventif des maladies contagieuses, des résultats dont nous ne pouvons encore mesurer l'étendue.

Le troisième entretien sera encore tout rempli d'idées microbiennes ; il aura pour sujet : «*Des moyens de se préserver et de préserver les autres des maladies contagieuses* ».

Là se bornera l'étude du microbe.

Dans les soins à donner à un malade, tout ne relève pas du microbe et, l'on ne pourrait rattacher à l'idée de contagion, ou, grouper naturellement autour d'elle, toutes les connaissance nécessaires à une infirmière.

Dans la deuxième partie de ce travail, nous compléterons l'éducation de la garde-malade et l'étude de l'hygiène du malade et du blessé, en vous apprenant à leur préparer un bon lit, à faire leur toilette, à les alimenter au cours de la maladie, à leur donner les médicaments, en un m .t. tous ces soins minutieux dont la connaissance est si précieuse dans la pratique journalière.

L'hygiène du lit et du sommeil, les soins de la toilette occuperont notre quatrième conférence.

Les *boissons* et *le régime* qui tiennent une si grande place dans le traitement des maladies feront, avec *les médicaments* l'objet d'une cinquième conférence.

Rien de trop...

Certains esprits me reprocheront de ne pas avoir été complet dans mon travail, de ne pas avoir consacré un chapitre aux bandages, un autre aux pansements, de ne pas avoir parlé des ventouses, des sangsues, des vésicatoires et autres sujets utiles.

C'était, à notre avis, doubler l'étendue de ce volume, et, par le fait même, mettre un obstacle à sa propagation, sans en augmenter l'intérêt ni le caractère pratique dans les mêmes proportions.

D'autre part, j'estime qu'il est des choses qui ne s'apprennent pas dans les livres, et, qu'on ne sait que lorsqu'on les a vues appliquées. Quand on les apprend autrement on ne les possède pas, on ne les sait pas, et, souvent on s'en fait une idée fausse.

Demandez à une infirmière de faire une injection d'éther, d'appliquer des ventouses, elle n'osera entreprendre pareille tâche aussi long-temps que vous ne lui aurez pas montré la manière de procéder ; dès que vous le lui avez fait voir, elle le sait, et n'hésite plus à se charger de ces soins.

Il est donc une partie de l'éducation de la garde-malade que la lecture ne peut ni ne doit faire.

Une personne appelée à vivre dans un milieu de malades, n'aurait pas une éducation complète, si elle ne savait, en cas de blessures, d'indisposition subite, ou de malaise, parer aux premiers accidents, donner un conseil et même quelques secours. Aussi je terminerai mon étude par un chapitre sur les soins à donner dans ces conditions diverses.

Ce guide est écrit sous forme de causeries scientifiques, parce que les Dames de la Société française de Secours aux blessés militaires en ont eu la primeur dans des conférences faites l'an dernier au comité de Dunkerque, et, parce que c'est le genre d'enseignement qui reçoit le meilleur accueil du public.

Il s'adresse à toutes les mères, mais plus spécialement aux Dames de la Société de secours aux blessés militaires, et, aux femmes de France dont les cœurs battent pour la même œuvre. C'est à l'intention de la Croix rouge, cette œuvre, ou plutôt cette bannière destinée à abriter tous les dévouements, que j'ai fait aussi large la place donnée aux soins des blessures, prenant pour but de mon travail, le but même de la Croix rouge, c'est-à-dire « *le soulagement des malades et des blessés* ».

Jusqu'ici il n'existe pas de livre à la fois vraiment pratique et au courant des progrès de la science, qui s'adresse spécialement aux affiliés de la Croix-Rouge, qui éclaire tous ces dévouements et dirige toutes ces bonnes volontés. Seuls les futurs brancardiers ont trouvé un guide et un précieux aide-mémoire dans l'excellent travail du Dr Gross intitulé « *Manuel du Brancardier.* »

C'est donc, croyons-nous, faire œuvre utile que de publier un travail de ce genre, et chose opportune de ne pas en ajourner la publication.

Dunkerque, le 1er mai 1891.

Première Conférence

LE MICROBE ET L'HYGIÈNE D'UNE CHAMBRE DE MALADE.

Il est un petit être, qui, depuis quelques années, fait beaucoup parler de lui. Dès qu'on cause médecine (et Dieu sait combien souvent), son nom revient ; et, n'était son importance extrême, il y a longtemps que le sujet serait devenu ennuyeux.

C'est de cet être infiniment petit, qui fait encore plus de mal que sa découverte n'a fait de bruit, que je viens vous entretenir aujourd'hui.

Je veux vous apprendre à le connaître, vous dire ce qu'il est, vous montrer son rôle, et surtout, sa terrible ingérence, tant en ce qui concerne les soins à donner aux blessés, que dans la propagation des maladies, en d'autres termes, dans l'*œuvre de la Croix rouge*.

Définition du microbe.— « Le microbe, puisqu'il faut l'appeler par son nom, » est un petit être microscopique, le plus souvent animé de mouvements plus ou moins vifs, et se présentant sous la forme d'un point ou d'un petit bâtonnet (*fig.* 1).

Les microbes sont des êtres *microscopiques*, et, si vraiment microscopiques, qu'il est difficile de vous en donner une idée. Essayons cependant :

Quand un rayon de soleil pénètre dans une chambre obscure, il semble qu'à la faveur de la

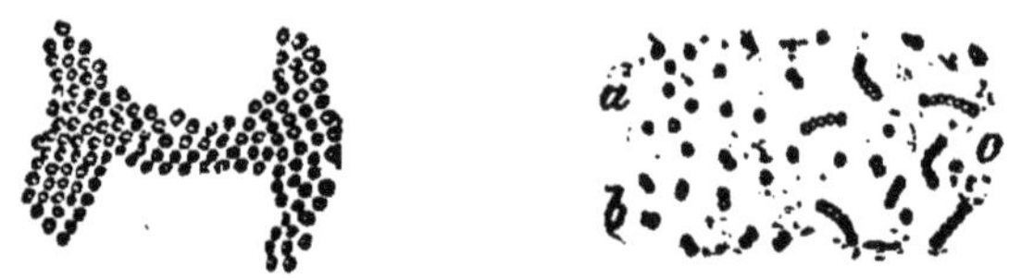

Fig. 1. — Microbes isolés :
a, groupés deux à deux ; *b*, disposés en chaînettes.

lumière qu'il projette, tous les mystères de l'air soient pour nous un instant dévoilés, que le monde des infiniment petits, c'est-à-dire des microbes, soit tout-à-coup devenu pour nous un monde visible. Il n'en est rien : les microbes sont si petits que ce n'est pas donner une idée de leurs dimensions, que de les comparer aux poussières impalpables que nous voyons alors se jouer dans l'air et dont la figure nous donne une idée (*fig.* 2).

Les chiffres font mieux ressortir la petitesse de ces êtres minuscules.

Le millimètre est une mesure si petite, qu'en pratique on l'emploie rarement. Cependant quand il s'agit de microbes et de leurs dimensions, le millimètre devient d'une grandeur démesurée, et le millième de millimètre l'unité de mesure.

Le microbe ne mesure en effet que 5 à 6 millièmes de millimètre ; il en est même qui n'ont qu'un millième.

Que vos imaginations travaillent sur ces chif-

fres, pour vous faire une idée des dimensions
qu'ils représentent.

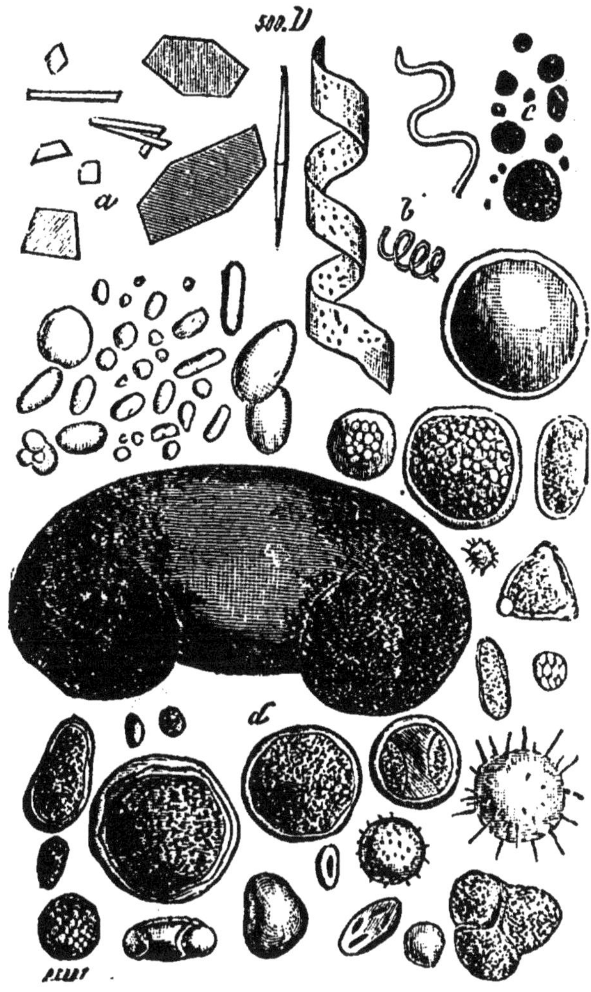

Fig. 2. — Productions rencontrées habituellement à l'air libre.
a, cristaux; b, débris fibreux et cellulaires, pellicules épi-
dermiques, spiricules de trachées, poils rameux; c. grains
d'amidon; d, pollens de toute forme; e, sphérules rougeâtres
par transparence, analogues à la matière colorante du vin
et aux substances résineuses. (Miquel.)

Si petits que soient ces êtres, nous les voyons

animés des mouvements les plus variés ; les uns
tournent sans cesse, les autres font un mouve-

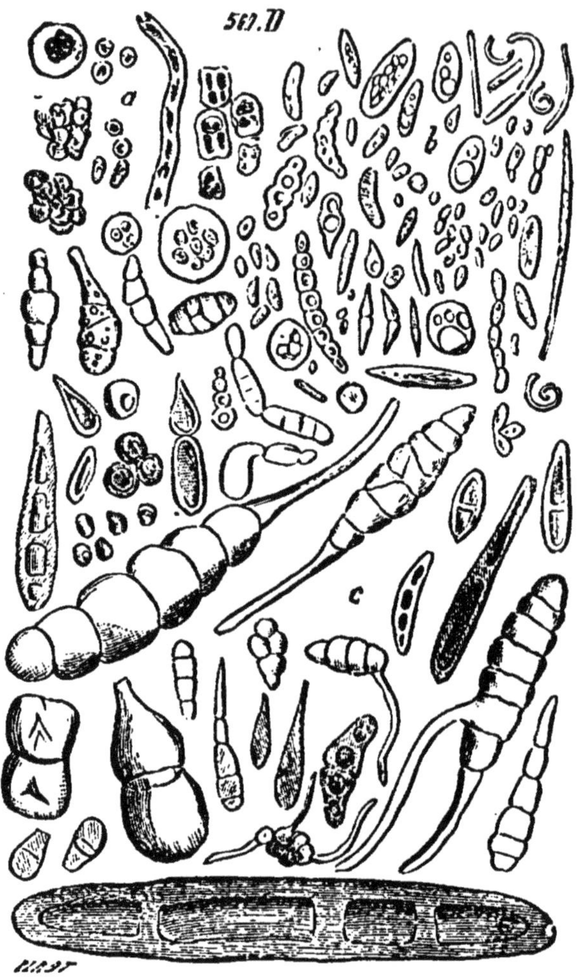

Fig. 3.

a, Microbes isolés ; *b*, microbes groupés deux à deux ;
c, disposés en chaînettes. (Miquel.)

ment ondulatoire, qui ressemble au mouvement
du serpent (*fig.* 3).

Comme vous pouvez en juger par la figure 4,
et celles qui la précèdent, ces infiniment petits

sont encore plus variés dans leurs formes que
dans leurs mouvements. Il en est qui se présentent sous l'aspect de points, soit isolés, soit groupés 2 à 2, ou bien, en plus grand nombre, et,

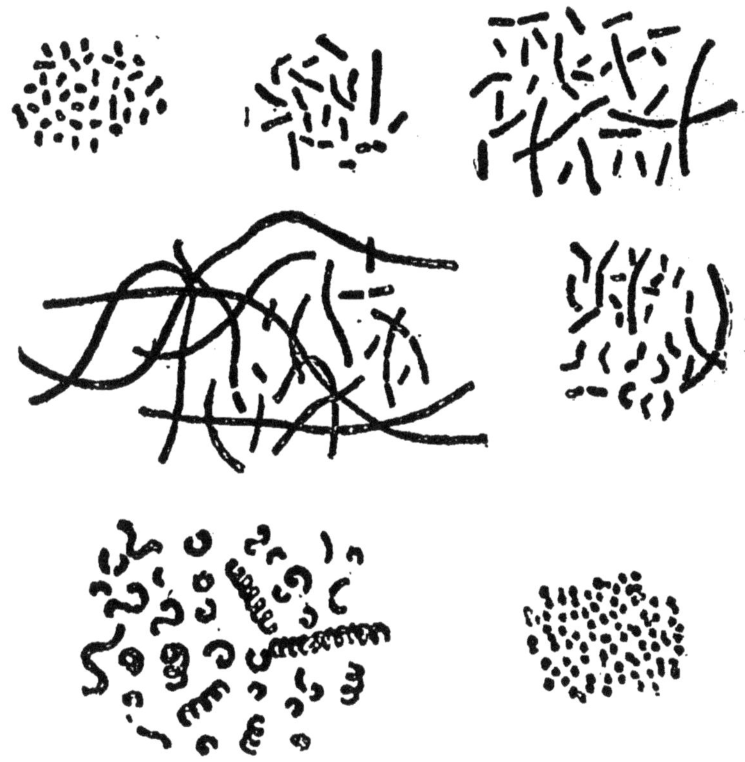

Fig. 4. — Différentes formes sous lesquelles se présentent les
microbes.

faisant alors une chaine, un véritable chapelet.
D'autres ont la forme d'un bâton plus ou moins
allongé. C'est celle sous laquelle ils se présentent
à nous le plus souvent; nous avons même tellement l'habitude de les voir sous la forme d'un
petit bâton recourbé, que bactérie qui vient d'un

mot latin, *bacterium* (petit bâton) et microbe sont devenus synonymes.

Comme un petit bâton, le microbe peut être droit ou courbe, gros ou mince, roulé en spirale ou tourné en tire-bouchon; en un mot, il peut varier à l'infini.

Et, phénomène bizarre, le microbe non-seulement ne se présente pas toujours sous le même aspect, mais il passe rapidement d'une forme à une autre.

Multiplication des microbes. — Ce changement n'a pas lieu d'étonner, quand on sait la manière dont les microbes se multiplient.

Le moyen est bien simple : La bactérie s'allonge, s'amincit à sa partie moyenne, puis se divise en deux parties, et, les voilà deux au lieu d'un. Cette amputation par le milieu du corps ne les gêne aucunement; on pourrait croire le contraire, à en juger par la fréquence et la facilité avec lesquelles ils s'accroissent. Les chiffres que Miquel a trouvés en étudiant les eaux de Paris, fixeront votre idée sur ce point.

Miquel prend de l'eau de la Vanne, en fait l'analyse immédiate, et trouve par litre 48 microbes.

Il soumet ensuite cette eau à une douce température, 15 à 20°, répète son analyse 24 heures après, et en trouve 38,000. D'autre part, Bouchard prétend qu'un microbe peut en engendrer un million en moins de dix heures.

Espèces de microbes. — Ces grandes familles ne nous effraieraient pas; nous les verrions même grandir sans envier leur sort, ni leur porter ombrage, si Pasteur, en découvrant les microbes, n'avait montré qu'il existe une multitude d'espèces de microbes et surtout qu'il en existe de mauvais.

Il y a en effet un grand nombre d'espèces de microbes; et, comme dans le monde des gens, il y a dans le monde des microbes, des indifférents qui sont le grand nombre, des bons qui sont rares, des mauvais qui toujours sont trop nombreux.

L'*indifférent* n'est jamais intéressant; aussi son étude qui ne présente pas de conséquences pratiques pour nous, ne nous arrêtera pas.

Ce qui doit vous étonner, c'est l'existence de *bons* microbes, car enfin, avant d'entrer ici, vous aviez déjà une vague idée sur cet important personnage, et, j'en suis certain, il était à vos yeux un petit génie malfaisant.

Les bons microbes existent partout, et ils sont tellement bons et utiles, que, sans leur gracieux concours, nous ne saurions mener à bien le travail de la digestion.

Les recherches récentes de Vignal renferment sur l'utilité des microbes des détails très-précis : ils sont trop intéressants et trop curieux pour ne pas être cités. Vignal a isolé 19 sortes de microbes dans la bouche, 19 sortes... ; et il a cherché leur action sur les substances alimentaires. D'après cet auteur presque tous ont des effets multiples, agissent sur plusieurs sortes d'aliments, dissolvent par exemple à la fois, la viande et le pain.

A quelque chose le microbe est donc bon.

Mais, il est surtout mauvais. Ce n'est pas à tort qu'il a, de par le monde, si triste réputation, qu'il a pour synonymes : *agent septique* qui veut dire poison ; *agent infectieux*, c'est-à-dire agent qui répand l'infection, la maladie.

Les microbes n'agissent pas en effet sur notre organisme par leur simple présence ; ils nous empoisonnent véritablement, « ils n'agissent que par les matières qu'ils secrètent » (1) que par les poisons qu'ils distillent, poisons qui s'appellent *ptomaïnes*.

Ces agents présentent une grande variété d'espèces. S'il est vrai qu'à l'œuvre on reconnaît l'artisan, à la maladie qu'il propage, on reconnaît aussi le microbe. Les découvertes de ces dernières années, nous donnent déjà une idée de celles que nous réserve l'avenir.

On connaît à l'heure actuelle, les microbes de l'érysipèle, de l'infection purulente, de la fièvre typhoïde, de la fièvre puerpérale, du choléra, de la tuberculose (2). J'en passe et des pires.

Vous connaissez désormais le microbe, ce petit être d'une fécondité désespérante, et, vous entrevoyez déjà qu'il est bien plus la semence du mal, qu'un élément utile pour la santé.

Il nous faut maintenant voir la place qu'il occupe, le rôle qu'il remplit dans la nature.

Rôle du microbe. — Le grand rôle du microbe est d'être l'élément propagateur des maladies. Toutes les maladies dites contagieuses, la plupart des complications qui surviennent chez nos blessés, se transmettent par son intermé-

(1) Bouchard. Congrès de Berlin, août 1890. — *Les microbes.* Paris 1891, J-B. Baillière.

(2) Voy. Macé, *Traité de Bactériologie*, 2ᵉ édition, Paris. 1891.

diaire. Il use de tous les moyens et de toutes les voies, pour arriver jusqu'à nous et pénétrer dans notre organisme.

Ses moyens d'envahissement sont aussi étendus que puissants.

L'atmosphère dans laquelle nous vivons, est un monde peuplé de microbes. — L'air que nous respirons, est tellement rempli de germes de toute sorte, que nous en absorbons plus de 300.000 en 24 heures, soit 100.000.000 par an.

L'eau est également le royaume du microbe, elle est même, pour ses habitants microscopiques, le moyen préféré de pénétrer dans notre organisme. Ce sont les eaux qui, au loin, répandent les éléments de propagation des maladies les plus justement redoutées ; les épidémies de choléra et de fièvre typhoïde en ont trop souvent donné la preuve. Un fait historique nous montre, que la propagation des maladies par les eaux est d'observation ancienne. Au moyen âge, chaque fois qu'il survenait une épidémie, les Juifs et les lépreux étaient accusés d'avoir jeté du poison dans les fontaines.— La science actuelle innocente Juifs et lépreux et explique l'empoisonnement des eaux.

Miquel a analysé les différentes eaux de Paris et a trouvé par litre :

Dans l'eau de pluie	64.000	microbes.
Dans l'eau de la Vanne	248.000	—
Dans l'eau de la Seine à Bercy	4.800.000	—
Dans l'eau de la Seine à Asnières	12.000.000	—
Dans l'eau d'égout à Clichy	80.000.000	—

Ces chiffres disent assez éloquemment que

l'eau est un danger permanent, une source continuelle de maladies microbiennes.

Ce n'est pas seulement l'atmosphère et l'eau qui sont remplies de microbes. Par le fait même que l'air est plein de bactéries, tous les objets en sont couverts, tous nos vêtements en renferment.

Les microbes dans l'organisme.—Bien plus, ils se déposent à la surface de la peau, nous envahissent de toutes parts : ils pénètrent dans les poumons et les bronches à la faveur de la respiration ; ils affluent dans le tube digestif, grâce aux aliments et aux boissons. Et, chose étrange, chaque microbe a ses us et coutumes en ce qui concerne notre organisme, et se choisit son séjour. C'est ainsi qu'il y a les habitués de la bouche, les familiers de l'estomac. Chacun son milieu, sa place favorite. Il en est qui font de l'estomac, leur résidence de prédilection, tandis que d'autres y périssent dès qu'ils y arrivent. Certaines espèces vont plus loin, franchissent l'estomac, et vivent d'une façon constante dans l'intestin.

Ces petits êtres se trouvent dans nos différents organes si bien à leur place, qu'un auteur a pu dire, avec quelque raison, que le tube digestif est le paradis des microbes.

De toutes parts, les microbes nous assiégent, nous pénètrent, nous envahissent. Ils sont dans l'air que nous respirons, dans les boissons que nous absorbons, dans les aliments que nous prenons. Beaucoup sont indifférents sans doute; mais, dans le nombre il y en a souvent qui sont

le germe de quelque affection, et, qui nous ap-
portent une maladie.

Voilà le mal ; quel remède y apporter ?

Comment faire pour lutter contre ces germes,
pour atteindre et pour détruire tous ces principes de maladie, ou plutôt, puisque nous respirons une atmosphère toujours empoisonnée
de microbes, puisqu'ils nous pénètrent par toutes les voies, voyons d'abord comment il se fait,
que, dans ces conditions, nous ne soyons pas
plus souvent et même toujours malades.

C'est une question qui depuis le commencement
de cet entretien, a déjà dû vous venir à l'esprit
et, qui va maintenant nous arrêter.

MOYENS NATURELS DE DÉFENSE CONTRE LES MICROBES.

L'organisme a des moyens naturels de défense contre les causes extérieures. Il trouve par
exemple dans l'accélération de la marche, dans
l'exercice, un moyen des meilleurs de lutter
contre le froid ; il trouve dans l'éternuement
comme dans la toux, un moyen naturel de chas-
ser un corps étranger qui irrite la muqueuse du
nez ou de la gorge.

Contre les microbes l'organisme a également
ses moyens naturels de défense.

Le premier rempart que le corps oppose à l'invasion des microbes, c'est l'*épiderme* qui recouvre la peau, c'est cet autre épiderme qui
recouvre toutes les surfaces, tapisse tous les
organes, et qui s'appelle *épithelium*.

L'épiderme et l'épithelium forment non-seulement un rempart ; ils constituent une véritable cuirasse qui, aussi longtemps qu'elle reste intacte, nous rend invulnérables à l'action des microbes. Mais, cette cuirasse présente facilement un défaut, il suffit qu'une éraillure, qu'une fissure se produise, pour que l'effraction s'opère, pour que l'ennemi soit dans la place, ou, pour parler sans figure, qu'il entre dans le sang.

Alors que fait-il ?

Il suit son inclination naturelle, et, va, suivant ses goûts, élire domicile et coloniser à tel ou tel endroit, c'est-à-dire se fixer et porter la maladie sur tel ou tel organe.

Ceci paraît exagéré et fantaisiste ; des exemples frappants nous en montrent toute la vérité. A la faveur d'une fissure, un agent infectieux a pénétré dans le sang. Si c'est le microbe de la diphtérie, du croup, il prend le sujet à la gorge ; c'est là qu'il s'arrête, qu'il fait des lésions, qu'il produit des fausses membranes en même temps qu'il distille son poison, c'est-à-dire empoisonne le sang. Si c'est le microbe de la fluxion de poitrine, il se jette sur les poumons. Quand c'est celui de la tuberculose (car aujourd'hui le caractère contagieux de la tuberculose n'est plus douteux) il fixe son siège surtout suivant l'âge du sujet et la résistance des organes. Dans la première enfance, il choisit, habituellement le cerveau, et amène la méningite, parfois, l'intestin et produit le carreau : plus tard il envahit de préférence les poumons. C'est ce choix que signalait encore dernièrement Debove, quand il disait que certaines maladies (il aurait pu dire certains microbes), aiment certains organes.

L'organisme a heureusement d'autres moyens de défense à sa disposition.

Lorsque le premier rempart est forcé, la place n'est pas perdue. Jusqu'ici, l'organisme n'opposait qu'une résistance passive ; maintenant, c'est une bataille qu'il va livrer au dedans de lui-même, et, dont le prix est la santé, souvent même la vie.

Le sujet est délicat, et mérite toute votre attention.

Notre corps est composé de cellules : les unes servent à former nos organes et nos tissus, et sont fixes ; les autres, tels que les globules blancs et les globules rouges du sang sont mobiles, peuvent facilement se transporter d'un point à un autre.

Il est reconnu aujourd'hui, que nos cellules jouissent, un grand nombre du moins, d'une activité spéciale. Toutes les fois qu'un microbe pénètre dans notre organisme, il rencontre dans ces cellules un sérieux adversaire. Il se passe entre l'agent infectieux et elles, une lutte corps à corps, où celles-ci déploient une activité toute particulière, pour repousser l'envahisseur, et, triomphent le plus souvent.

Les cellules ne résistent pas seulement en faisant une barrière à l'envahisseur ; elles ont un moyen de résistance bien plus puissant. Je m'explique : il est des cellules qui ont la remarquable propriété de manger les microbes ; elles ne se contentent pas de détruire leurs ennnmis, elles les digèrent. Cette fonction s'observe surtout d'une façon frappante chez les êtres les plus simples de la série animale. Marfan nous la décrit dans les lignes suivantes :

« Certains animaux, se nourrissent de bactéries. Bien souvent, il y en a qui arrivent en peu de minutes à introduire dans leurs corps des chaines de bactéries, dix fois plus longues qu'eux. Le mécanisme de cette absorption est le suivant : la cellule pousse des prolongements qui englobent la bactérie, la digèrent et la dévorent. » Ce n'est pas plus difficile. Ce qui se passe chez les êtres inférieurs de la série animale, s'observe également chez les êtres supérieurs. Mais tandis que les premiers, mangent les microbes pour vivre, nous les mangeons ou plutôt nos cellules les mangent, pour nous préserver des dangers de maladie qu'ils présentent.

Cette ressource, la nature la met en pratique, en temps d'épidémie, lorsque l'épiderme est devenu une cuirasse insuffisante : elle sert à nous défendre contre les germes si nombreux de maladies avec lesquels nous sommes en contact.

Malheureusement, ce moyen a une puissance variable : il est, et reste toujours en rapport avec les conditions de santé dans lesquelles se trouve l'organisme.

Si, par exemple, l'on rencontre des enfants qui, à la moindre piqûre, ont ce qu'on appelle un *doigt battant*, et d'autres, chez qui les piqûres restent sans effet fâcheux, c'est que les conditions de santé, et par conséquent de résistance aux microbes ne sont pas les mêmes ; les premiers sont lymphatiques, les autres sont d'un tempérament plus vigoureux. Ces conditions

varient encore avec les circonstances de la vie.
L'homme souffre-t-il de la faim ou du froid, de
douleurs physiques ou morales, respire-t-il une
atmosphère viciée, aussitôt la résistance aux
maladies devient moindre, la puissance des cellules contre les microbes est affaiblie. C'est alors
le moment favorable pour l'éclosion et le développement de toutes les maladies, pour la propagation des affections contagieuses. Voilà comment
il se fait qu'on peut mourir de chagrin ; voilà
comment on explique que les pauvres qui souffrent toutes les misères, sont plus frappés en
temps d'épidémie que les gens aisés, qui ont tout
le bien-être désirable.

Le *froid* qui est cause de tant de maladies, ne
fait pas naître et pénétrer des microbes dans
notre organisme, mais *il paralyse nos forces*
c'est-à-dire les cellules chargées de détruire les
agents infectieux, et, par suite les microbes nous
donnent la maladie dont ils sont les germes.

C'est ainsi que nous contractons par l'action
du froid une série d'affections telles que la fluxion
de poitrine, l'angine simple, l'angine pultacée,
dont nous avons presque constamment en nous
le germe quand nous sommes en pleine santé.
Ce que produit le froid, une forte émotion, une
fatigue excessive et d'autres circonstances peuvent également l'amener.

Ch. Bouchard montre parfaitement notre in-
fériorité dans la lutte contre les microbes dans
ces conditions d'affaiblissement :

« L'homme sain n'est pas hospitalier pour le
microbe. Presque constamment envahi par les
agents infectieux ; il réagit contre eux, et, dans

cette lutte, garde généralement le dessus... Il n'en est pas de même quand sa vitalité est amoindrie, alors ses moyens de défense diminuent. » (Bouchard).

Et qui ne voit que c'est autour des champs de bataille que se trouvent habituellement réunies toutes les causes de débilitation qui appauvrissent l'organisme et affaiblissent sa résistance aux maladies.

A la lumière des idées pastoriennes, on comprend les ravages que dans ces conditions fait la maladie, et la puissance de ce *génie épidémique* qu'on appelle le microbe.

A la lumière des idées pastoriennes, vous allez désormais comprendre, ambulancières et infirmiers, qu'à la guerre il y a deux ennemis, et, que vos mains sans armes ont le plus redoutable à combattre.

Ces notions théoriques que je viens de développer longuement devant vous, paraissent peut-être à quelques esprits plus superflues qu'intéressantes. Cependant, elles sont une lumière et un enseignement qui partout doivent vous suivre.

Elles sont une *lumière*, parce qu'elles vous expliquent pour les malades, l'utilité, les bienfaits de l'hygiène ; pour nos blessés, le pourquoi de tous ces soins méticuleux, de tous ces détails, en apparence insignifiants, qu'on leur apporte aujourd'hui, et, que certainement vous négligeriez dans les journées débordantes de travail, si vous n'en compreniez la haute valeur.

Elles sont un *enseignement*, parce qu'elles vous apprennent, jusqu'à un certain point, comment il faut comprendre le traitement des blessures comme des maladies contagieuses, et vous donnent une idée directrice, qui se résume en ces mots : « *Le grand danger c'est le microbe* » ou plutôt « *Le microbe, voilà l'ennemi* ».

« *Panser une plaie, c'est avant tout la garantir contre le microbe.*

MOYENS DE DÉFENSE THÉRAPEUTIQUE CONTRE LES MICROBES.

I. — L'*asepsie*.

Nous venons d'étudier nos ressources, ou plutôt, nos moyens naturels de défense contre le microbe ; nous avons vu que nous avions, dans notre épiderme, un rempart qui nous met à l'abri des attaques de l'ennemi, et, que cette première ligne forcée, nous trouvions dans les cellules de nos tissus, les éléments de la défense, souvent même, les organisateurs de la victoire.

Il nous reste à examiner, quelles sont les ressources de la médecine contre l'invasion des microbes.

Contre les microbes, nous avons deux armes qni sont : l'*asepsie* et l'*antisepsie*.

Ces deux mots appellent après eux une explication :

L'*asepsie* est l'ensemble des moyens qui empêchent les microbes d'arriver sur les plaies ou d'y séjourner.

L'*antisepsie* est la méthode ou l'ensemble des procédés qui servent à détruire les microbes.

Grande est la différence qui existe entre ces deux mots :

L'asepsie prévient le microbe, empêche ses assauts; l'antisepsie le tue.

L'asepsie rappelle le voile qui empêche les moustiques d'arriver jusqu'à vous ; l'antisepsie est ce liquide qui les empoisonne ou les détruit.

Je parais être en ce moment bien éloigné de l'hygiène d'une chambre de malade, comme du rôle de l'hygiène dans l'œuvre de la Croix rouge; nous sommes pourtant au cœur du sujet. Vous allez voir à l'instant comment toutes ces explications, que j'ai voulu grouper et présenter dans une vue d'ensemble, s'appliquent :

1° *A l'hygiène d'une chambre de malade*;
2° *A l'hygiène du panseur*;
3° *A l'hygiène du pansement*;

I. — HYGIÈNE D'UNE CHAMBRE DE MALADE.

L'hygiène de la chambre est un point qui généralement est négligé par ceux qui sont uniquement chargés du soin des malades. Cependant leur rôle est capital. Je m'explique : on a discuté beaucoup (la discussion n'est même pas encore close) sur les conditions que doit remplir un hôpital, pour présenter les meilleures garanties de salubrité ; il est un point sur lequel tous les esprits sont d'accord : c'est la nécessité de l'aération.

I. *Aération*. — L'aération a, dans l'hygiène des malades, une importance dont on se fait difficilement une juste idée.

L'aérophobie, c'est à dire la crainte de l'air est certainement la maladie la plus répandue. Si vous en êtes atteintes, pour vous guérir voyez ce qui se passe au-delà du détroit. En Angleterre, on a coutume, même au fort de l'hiver, d'ouvrir pendant quelques minutes, les fenêtres de la chambre des malades au moins deux fois par jour.

Je sais que cette manière de faire entrera difficilement dans la pratique; elle a contre elle un vieux préjugé né d'une fâcheuse confusion, et rien n'est plus dur à déraciner qu'un préjugé. Les gens du monde confondent *air* et *courant d'air:* Pour eux, c'est tout un, ils ne font pas de différence. Faites désormais cette distinction, et contribuez pour votre part à la faire entrer dans les esprits. Fuyez les courants d'air, mais, à vos malades, prodiguez un air pur, même frais, souvent renouvelé, et, faites-le dans toutes les maladies. Même le malade atteint de fluxion de poitrine n'a rien à craindre de l'air qui vient du dehors quand ses couvertures sont ramenées jusqu'au menton.

Bienfaits de l'air. — L'air est le premier des médicaments, a dit Guéneau de Mussy ; c'est à lui, avant tout, qu'il faut s'adresser pour réconforter nos malades; sans lui les médicaments perdent beaucoup de leur efficacité.

Il y a vingt et quelques siècles, Hippocrate disait : « *L'air est l'aliment de la vie.* »

On le comprend quelque peu pour les gens qui se portent bien; chaque fois qu'on se trouve auprès d'un malade on l'oublie. Cependant, s'il est quelqu'un qui a surtout besoin de l'aliment de la vie, c'est bien celui dont la santé est compromise.

Auprès des blessés, comme auprès des malades, veillez donc à ce point capital de la pratique.

Il y a trois ans, je présentais à la Société des Sciences médicales de Lille, une étude *Sur le changement d'air dans les maladies*; et je citais plusieurs cas où la maladie s'était entretenue par le seul fait de l'atmosphère absolument viciée qu'elle avait créée autour du malade.

« La chambre où ces malades avaient passé le temps de leur maladie, était devenue, non-seulement un foyer de contagion pour les personnes qui y pénétraient, mais il restait également le foyer de la maladie pour le sujet qui en avait contracté le germe. De sorte que le malade, après avoir empoisonné la chambre, ou plutôt le milieu, dans lequel il a vécu, est à son tour empoisonné par ce milieu. »

Si cela est vrai pour les malades isolés, à plus forte raison, la nécessité de l'aération s'impose-t-elle, lorsqu'il s'agit d'agglomération de malades ou de blessés, dans des ambulances ou des hôpitaux improvisés; cela fait apprécier le bien que l'on fait aux malades, lorsqu'on peut leur donner deux chambres dont l'atmosphère est chaque jour largement renouvelée et refaite d'air pur.

Explication des puissants effets de l'aération. — La science microbienne donne aujourd'hui une explication complète de l'aération.

Il y n'a pas longtemps encore, nous ne reprochions à l'air renfermé et vicié que de manquer d'oxygène, et de contenir trop d'acide carbonique. Sans doute, nous constations bien que les malades réunis en grand nombre et entassés dans un hôpital, étaient plus vite frappés par les épidémies et succombaient plus rapidement que ceux qui étaient isolés ; mais, nous n'avions pas l'explication du fait.

Actuellement, nous comprenons pourquoi les hôpitaux avaient, ou plutôt, faisaient tant de victimes. C'était suivant la saisissante expression de Pringle :

« L'air impur qui tuait plus de gens que le glaive ».

L'aération fait bien, non-seulement parce qu'elle nous donne un air plus chargé d'oxygène et contenant moins d'acide carbonique. Son action est autrement complexe.

Elle est encore bienfaisante, parce qu'elle *balaie* les germes des maladies, débarrasse l'atmosphère des malades d'une grande quantité de microbes, et, parce qu'elle *empêche* les microbes de se multiplier. Il est en effet aujourd'hui démontré, que moins il y a d'air, mieux les bactéries se multiplient. Un des maîtres de la médecine militaire, nous montrait cette conséquence de la vie sans air, lorsqu'il disait que la recette la plus sûre pour faire naître la fièvre typhoïde, était de rassembler un grand nombre de jeunes gens dans un établissement trop petit.

Enfin, en même temps qu'elle est un moyen de destruction, dirigé contre nos ennemis les infiniment petits, l'aération est pour nous un moyen reconstituant de premier ordre, pour tonifier l'organisme, et le mettre dans les meilleures conditions pour résister aux attaques des microbes.

L'aération est la condition essentielle d'une chambre de malade comme d'une salle d'hopital, mais il est encore d'autres mesures d'assainissement à observer.

II. *Propreté minutieuse.* — L'aération nettoie et purifie l'air, c'est de nos mains que nous devons nettoyer et purifier tous les instruments, les objets et les meubles. Ce nettoyage non seulement enlève les microbes, mais il emporte ces poussières, ces détritus qui existent partout où il y a agglomération d'hommes, et où les germes de l'air, grouillent, se nourrissent, se multiplient à leur aise.

Il faut donc enlever la poussière, mais bien se persuader qu'épousseter n'a sa raison d'être que si on le fait avec un linge humide qui retient ce qu'il ramasse. — Épousseter autrement ce n'est que déplacer la poussière. Il ne faut non plus rien laisser qui puisse donner lieu à des émanations. Jamais pièces d'un ancien pansement, ni évacuations, ne doivent séjourner dans une salle ; vous comprenez maintenant quelles sources d'infections elles constituent. Elles sont à la fois un aliment et un nid pour les microbes.

Il est encore deux points importants à observer dans l'hygiène d'une chambre de malade ou de blessé, c'est la composition de la chambre et la température qu'il faut y entretenir.

III. *Composition d'une chambre de malade contagieux.* — Une chambre de malade contagieux doit être d'une simplicité qui se rapproche de la nudité. Rien d'inutile ne doit y rester parce que tout peut être moyen de contagion, parce qu'après une maladie infectieuse, tout ce qui reste doit être désinfecté.

Ce qu'il faut, c'est un lit sans alcôve, et sans rideaux, car les rideaux de lit sont des nids à microbes; et, comme les alcôves, ils sont un obstacle au renouvellement de l'air.

Ce qu'il faut, c'est une table de nuit sans luxe, d'un entretien facile; c'est enfin quelques chaises et une petite table destinée à recevoir les boissons et les remèdes dont le malade a besoin. Ce qu'il faut surtout, c'est une chambre vaste où l'air la lumière et le soleil arrivent en quantité suffisante.

La simplicité de la chambre d'un malade contagieux, ne doit cependant pas être exagérée au point de lui donner un aspect sombre qui porte à la mélancolie.

Comme en toute chose, il faut éviter l'excès. Laissez dans la chambre les objets qui en font le principal ornement ou ceux que le malade pourrait affectionner.

Au moment de la convalescence ils devront être compris dans la désinfection.

Les procédés de désinfection ne sont pas tous heureusement aussi destructeurs que les fumigations sulfureuses; vous apprendrez à en connaître qui sont moins ennemis des beaux-arts que la fleur de soufre.

Ne permettez pas le maintien du tapis. Les tapis, comme les rideaux sont des nids à poussière, et au jour de la désinfection, veillez à ce que la descente de lit, qui a été tolérée, n'échappe pas à l'antisepsie.

Dans ces conditions, la désinfection de la chambre pourra se faire d'une façon complète, et l'antisepsie aura raison du microbe et de son génie contagieux.

Il est un moyen aussi facile qu'hygiénique de décorer les chambres et salles de malades ou de blessés, et de leur enlever ce caractère sombre et sévère que leur donne la simplicité de l'ameublement; il consiste à y mettre des plantes.

La présence de plantes dans une chambre exerce une influence notable sur la composition de l'atmosphère.

Les parties vertes des végétaux ont en effet dans nos appartements le même rôle que dans la nature. — Le jour elles purifient l'air en absorbant l'acide carbonique qu'il contient, et en exhalant de l'oxygène.

La nuit, au contraire, ou plutôt quand l'obscurité arrive, loin de continuer cette fonction bienfaisante, elles deviennent nuisibles, car elles exhalent de l'acide carbonique qui vicie l'air. N'hésitez donc pas à orner pendant le jour, les chambres de plantes qui ne répandent pas d'odeur, mais d'autre part, ne les y laissez jamais séjourner pendant la nuit.

IV. — *Température d'une chambre de malade.* — La température d'une chambre de malade doit être égale.

Pour remplir cette condition, ne vous en rapportez pas à vos propres impressions, elles sont trop variables, et s'il fallait se guider sur des impressions, ce serait à celles du malades qu'il faudrait s'en rapporter.

Faites l'acquisition d'un thermomètre (fig. 5) ses indications sont certaines et ne trompent jamais.

Pendant la saison froide, la température de la chambre du malade doit être de 15 à 16°; pour conduire le feu, vous vous guiderez sur les indications du thermomètre.

Pendant la saison chaude, vous rafraichirez la chambre, soit en arrosant le parquet, soit en suspendant dans la chambre une pièce de linge mouillé, soit en faisant fondre de la glace.

CONCLUSIONS. — *Aération*, *propreté*, *simplicité*, *chaleur modérée*, telles sont les conditions que doit remplir une chambre de malade.

En terminant, reportonsnous au début de notre conférence, et après avoir résumé en quatre mots les conditions que doit présenter une chambre de malade, condensons en quelques conclusions pratiques le sujet de cet entretien.

Diderot a dit:

« Les sentences sont comme des clous aigus qui enfoncent la vérité dans notre souvenir ».

Pour que ces conclusions se gravent mieux dans l'esprit, ramenons-les à une forme sentencieuse, et disons comme conclusions:

Le microbe voilà l'ennemi.

Panser une plaie c'est la mettre à l'abri du microbe.

L'air impur tue plus de gens que le glaive.

Deuxième Conférence

LE MICROBE ET L'HYGIÈNE DU PANSEMENT, LE MICROBE ET L'ANTISEPSIE.

Dans mon premier entretien, je vous avais longuement parlé du microbe; je m'étais attaché à bien établir à vos yeux l'importance extrême de cet infiniment petit, vous montrant combien est juste la morale du fabuliste qui dit :

> qu'entre vos ennemis
> Les plus à craindre sont souvent les plus petits.

J'avais fait plus, et, j'avais commencé à vous montrer les applications de la théorie des microbes.

L'*hygiène d'une chambre* de blessés ou de malades qui intéresse à un si haut degré l'œuvre de la Croix rouge, a été le premier point qui nous a arrêtés.

En raison de l'importance du sujet, il nous faut encore y revenir.

Les conditions essentielles de l'hygiène d'une chambre de malades ou d'une salle de blessés, (c'est tout un, aussi j'emploie tantôt l'une tantôt l'autre expression) sont l'*aération* et la *propreté*.

L'aération donne un air pur, et, je vous l'ai déjà dit.

L'air pur est le premier des médicaments, l'air pur est l'aliment de la vie.

L'aération fait plus encore : elle balaie de nos salles les miasmes empoisonnés, elle les empêche de se multiplier ; enfin, résultat non moins important, en mettant les germes au contact de l'air, elle les rend moins dangereux, moins meurtriers en ce sens que les maladies qu'ils produisent sont moins pernicieuses, moins graves.

Tous ces avantages, je vous les ai développés dans mon premier entretien ; mais, je ne le cache pas, une action si complexe et si puissante, due à la simple ouverture des fenêtres, une si petite cause amenant de si grands et si bienfaisants effets, ont pu laisser, ou même, faire naître quelque doute dans vos esprits au sujet de leur réalité ; c'est ce doute, ou plutôt, cet autre dangereux microbe qui paralyse les bras et les cœurs, et tue à leur naissance les plus beaux dévouements, le microbe du scepticisme, que je veux essayer de détruire, avant d'entrer plus avant dans mon sujet.

Pour vous convaincre, il me suffira de vous faire connaître les conditions de vie du microbe.

CONDITIONS DE VIE DU MICROBE. — L'homme ne peut vivre d'eau claire ; le microbe le peut, car, dans l'eau la plus limpide où nous ne trouvons qu'à boire, il trouve encore largement à manger. Mais, si sobre qu'il soit, il ne peut vivre simplement d'air. Et, quand il est dans l'atmosphère, ce qui lui fait défaut c'est la nourriture. Aussi quand les microbes des maladies sont dans l'air, la vie continue quelque temps sans doute, mais bientôt elle se ralentit et la mort survient faute d'aliments.

C'est parce que dans l'atmosphère, les microbes meurent d'inanition, que l'air pur leur est préjudiciable ; c'est encore parce que dans l'atmosphère, ils rencontrent d'autres causes destructives, qui sont la chaleur et la lumière solaires, et l'oxygène.

Aussi après quelques jours de voyages aériens, et, souvent même après quelques heures, nous dit Duclaux, beaucoup d'infiniment petits périssent, et l'air renferme bien plus de cadavres de microbes que de germes vivants.

Ces considérations vous expliquent la puissance souveraine de l'*aération* qui emporte les microbes, et le grand rôle de la *propreté* qui, par ses incessants nettoyages, les poursuit dans leurs repaires, et les emporte également dans un courant d'eau ; ou, quand elle se borne à essuyer, les enlève, ou du moins, les lance dans l'atmosphère.

VIE LATENTE DES MICROBES. — Plus nous connaissons les microbes, plus nous savons leurs mœurs, et plus nous avons d'action, de prise sur eux. Si nous étudions la manière de vivre des infiniment petits, nous apprenons qu'ils ont sur l'homme un avantage important à connaître. Quand ils sont à l'abri de l'air, blottis dans les fissures d'un lit, ou, cachés dans de vieux linges ou des matelas, ils peuvent continuer de vivre sans prendre le moindre aliment. Plus privilégiés que nous, non seulement les microbes ou du moins, un certain nombre d'entre eux, peuvent vivre sans air, mais, quand ils n'ont pas d'air, ils n'ont pas besoin d'aliments ; ils s'entourent alors d'une enveloppe ou plutôt d'une véritable coque et vivent d'une *vie latente*. Ils peuvent rester ainsi des mois et même des années, hibernant mieux encore que les ours. Et puis, un beau jour, lorsque par suite de changements accidentels de milieu, de literie par exemple, ils rencontrent des conditions favorables à leur développement, ils retrouvent leur activité, leur fécondité, leurs propriétés contagieuses, et, regagnent bientôt le temps perdu.

Ce mystérieux côté de la vie des microbes, je devais vous l'exposer, car, il éclaire la pratique d'un jour nouveau, et nous montre, une fois de plus, l'importance de l'antisepsie, comme de l'aération et de la propreté qui en sont les premières conditions.

Il vous explique comment il se fait que de loin en loin, on constate des cas de contagion isolés dont l'origine remonte à *plusieurs années*, et, qui deviennent à leur tour le point de départ d'épidémies.

Cette durée vous paraît presque invraisemblable ; cependant l'expérience en donne des preuves d'une triste réalité.

Je veux vous en citer quelques-unes :

En 1884 le Dr Darolles soignait dans un village une angine dipthéritique. Le cas était isolé et le malade guérit. Le médecin de la famille en cherche l'origine et apprend que l'enfant couchait dans un berceau où deux autres enfants avaient l'un quinze mois, l'autre dix-huit mois auparavant, tour-à-tour succombé à la dipthérie.

Le berceau n'avait jamais été désinfecté.

Et, ne croyez pas que des cas semblables soient

bien rares. Ils ne sont que rarement aussi bien observés.

En 1888, une épidémie de dipthérie éclate à Nangis (Seine et Marne). Le même confrère fait une enquête, il découvre que la maladie a débuté chez un enfant couchant dans un lit en bois où, quatre ans auparavant, son frère avait succombé au croup.

Au congrès international d'hygiène, au mois d'août 1889, Nocard, professseur à l'École vétérinaire d'Alfort, citait encore comme exemple de la longue vitalité des germes, un cas de contagion de dipthérie absolument identique.

Cette désespérante vitalité du microbe, ce regain de vie, cette résurrection après plusieurs années de mort apparente, est une des propriétés les plus redoutables des infiniment petits.

TRANSMISSION DES MALADIES PAR LES EAUX. — Si, en se mettant à l'abri de l'air, le microbe conserve la vie, en se servant de l'eau comme véhicule et comme intermédiaire, il arrive à se répandre et à se multiplier partout.

L'air se purifie de lui-même en refusant aux infiniment petits l'aliment nécessaire à leur vie, il n'en est pas de même de l'eau.

L'eau naturelle contient en effet presque toujours des matières organiques en quantité plus que suffisante pour la nourriture et l'entretien de ses habitants.

Duclaux rapporte que parmi les sources de la vallée de la Vanne, qui servent à alimenter Paris, il en est de très-limpides qui contiennent 3000 germes par goutte d'eau; et cette eau est très-belle, très pure en apparence. Que doivent contenir alors les eaux usuelles de canaux, de rivières, qui servent encore dans tant de villes pour l'alimentation?

Partout ou l'eau va, partout où elle tombe, partout où elle sert, elle laisse en s'évaporant un nid de microbes. Et ces microbes elle les dépose en toute occasion, en toute circonstance, sur les légumes ou les fruits qu'on arrose, sur les meubles ou les boiseries qu'on nettoie, sur le linge où la vaisselle qu'on lave, comme sur la main qui l'emploie, bref sur tout ce qui reçoit de l'eau.

Par cet intermédiaire, les microbes pénètrent partout : c'est pourquoi les eaux sont un si redoutable moyen de propagation de maladies et constituent un si grand danger dans une localité ou dans un hôpital lorsqu'elles sont infectées et qu'on ne prend aucune précaution à leur endroit.

Ces considérations sur le rôle de l'air et de l'eau dans la propagation des maladies sont sous une autre forme, une confirmation de la nécessité de l'hygiène des salles et de la valeur de vos deux armes les meilleures : l'aération et la propreté.

Il nous reste à examiner les applications de la théorie microbienne à l'hygiène du panseur et à l'hygiène du pansement.

II. — HYGIÈNE DU PANSEUR.

C'est lorsqu'il s'agit des soins à donner aux blessés, qu'il est surtout vrai de dire, que l'expérience est une école dont les leçons coûtent cher, et, dont les enseignements sont précieux à recueillir.

Un regard sur le passé nous le montre d'une façon pénible sans doute, mais du moins tristement instructive.

Avant ces derniers vingt ans, la visite des blessés se faisait toujours de la même manière : ils étaient pèle-mèle dans une salle ; ceux qui étaient atteints d'une affection contagieuse, étaient confondus avec ceux qui présentaient une blessure saine ; et les infirmiers allaient de lit en lit, sans tenir aucun compte du malade qu'ils pansaient ou venaient de panser.

Sans s'en douter, sans nulle faute de leur part, ils répandaient ainsi autour d'eux les maladies contagieuses, ils allaient portant de plaie en plaie à l'un l'érysipèle, la gangrène foudroyante, à l'autre l'infection purulente, la pourriture d'hôpital, c'est-à-dire la mort sous ses formes les plus hideuses.

A cette époque, en effet on ne connaissait rien aux microbes, rien aux modes de propagation des maladies ; et c'était avec la plus parfaite bonne foi, que les panseurs, chirurgiens et infirmiers, après avoir soigné un blessé atteint d'érysipèle, de dipthérie ou de toute autre affection contagieuse, allaient panser une plaie saine. Et, leurs doigts, leurs instruments, leurs objets de pansement, leurs vêtements, portant une trace de pus ou de sang, ayant même simplement subi, sans trace apparente, le contact d'une plaie infectée, suffisaient pour amener la maladie.

Des milliers et des milliers d'hommes ont ainsi succombé dans nos hôpitaux, empoisonnés par la main qui venait les soulager ou les guérir. — Que ces lugubres errements du passé, soient pour vous un souvenir et un enseignement ineffaçables. Que d'existences vous pourrez sauver dans l'avenir, que de ravages vous éviterez dans nos ambulances, si vous avez présentes à l'esprit ces notions aussi précieuses que pratiques, et surtout les conséquences qui s'en dégagent.

Parmi les précautions à prendre pour ne plus infecter les blessés, la première est la propreté chirurgicale ou l'asepsie (1).

ASEPSIE. — Cette propreté ne consiste pas seulement dans un nettoyage minutieux ou dans une éclatante blancheur. Vos mains et vos pièces de pansement peuvent être irréprochablement propres au sens ordinaire du mot, et ne pas présenter cette qualité essentielle qu'on appelle la propreté chirurgicale. Vous pansez par exemple un blessé atteint d'érysipèle; si après avoir donné ces soins, vos mains touchent un linge, un objet de pansement quelconque, elles l'infectent, c'est-à-dire y déposent le germe de la maladie qu'elles viennent de soigner sans produire la moindre souillure apparente. Un objet, un linge présentent une propreté chirurgicale, quand ils n'ont subi le contact, l'atteinte de quoi que ce soit qui puisse lui communiquer des propriétés infectieuses comme du sang, du pus, de l'eau impure, ou même simplement l'exposition à un air infecté.

La propreté chirurgicale ou l'asepsie est donc une propreté qui exclue tout microbe.

C'est cette propreté que l'ambulancier et l'infirmier doivent réaliser et s'efforcer d'observer dans toute leur toilette.

(1) Voy. Vinay, *Manuel d'asepsie.*

Vêtements. — En entrant dans un service de blessés, votre premier soin doit être de songer à l'asepsie de vos vêtements.

Si vous avez été en contact avec un blessé atteint d'affection contagieuse, c'est une affaire de conscience pour vous de rester à la porte ; car le premier devoir du panseur comme du médecin est de ne pas nuire, et, vous allez commencer à voir qu'il n'est pas si facile à remplir qu'on est naturellement porté à le croire.

Si votre concours est indispensable, changez de vêtement. D'ailleurs ambulancière et infirmier doivent revêtir un costume spécial qu'ils puissent fréquemment et facilement nettoyer. Cela garantit les effets contre les pansements, et ce qui est plus important, les pansements contre les effets ; car un vêtement qu'on porte depuis plusieurs mois, peut ramasser et avoir emmagasiné tous les microbes du monde.

Le vêtement qui nous paraît le plus pratique serait une veste fermée en toile blanche ; il est peu coûteux, facile à quitter et à remplacer dès qu'il est souillé. A défaut de veste, la blouse, le costume national des Gaulois nos ancêtres, siérait moins bien à la toilette, mais tout autant à l'hygiène.

Pour les dames ambulancières, le costume le plus pratique est un grand sarrau qu'elles passent par-dessus leurs vêtements en entrant dans les salles de blessés. Si elles ne revêtent pas ce costume, qu'elles adoptent au moins une toilette sobre de volants ou d'ornements qui seraient des nids à microbes, et qu'elles fassent choix d'étoffes pouvant aller à l'eau et se laver impunément.

Ne négligez pas ces soins de toilette sous prétexte qu'ils sont trop assujettissants, ou que ce sont les élucubrations de la médecine nouvelle.

Bien avant ce siècle et ses idées contagionnistes, ceux qui soignaient les malades avaient un costume spécial. Sous Louis XIII, Charles Delorme, médecin du roi et la plupart de ses confrères avaient un vêtement bien autrement compliqué. « Par dessus leurs vêtements, dit un historien de l'époque, ils portaient une chemise dont l'étoffe avait été trempée dans une composition où entraient des sucs, des huiles et sept poudres différentes. Ils s'enveloppaient en outre dans un vaste habit de maroquin, prenaient dans la bouche une gousse d'ail, se mettaient de la rue dans le nez, de l'encens dans les oreilles et couvraient leurs yeux de bésicles.»

Certes nous n'en demandons pas autant à ceux qui sont appelés à être nos aides.

Toilette des mains. — La toilette du vêtement ne suffit pas ; il en est une plus importante, c'est la *toilette des mains*.

C'est surtout quand il s'agit des mains, que la propreté chirurgicale est capitale. Jamais, ne manquez de les laver à la brosse et au savon non-seulement avant la visite, mais chaque fois que vous vous êtes quelque peu exposées à les infecter, quand par exemple vous avez touché une plaie qui suppure ou une pièce d'un pansement qui en provient. Une fois lavées, ne les essuyez pas au premier linge venu, mais prenez une serviette rigoureusement propre, c'est-à-dire aseptique. Rappelez-vous toujours que le degré de propreté chirurgicale est en raison du temps qu'on met à user de la brosse et du savon. Que cette propreté rigoureuse s'étende aux ongles : les ongles sont des repaires de microbes : les agents infectieux ont si souvent l'occasion de pénétrer sous l'ongle et ils s'y trouvent à la fois à l'abri et à l'affut. Ne voyez pas dans ce conseil une minutie. C'est une recommandation grosse de conséquences pratiques : elle me rappelle une histoire.

Un médecin Allemand visitait en Angleterre un service de chirurgie, et, restait émerveillé devant les résultats qu'il constatait. Après force hésitations, il se décide enfin à sortir du silence qu'il gardait depuis son entrée, il s'adresse au chirurgien qui était le célèbre Lawson-Tait, et lui dit : « Comment, cher confrère, comment faites-vous pour obtenir d'aussi brillants résultats. » Et l'Anglais se tournant froidement vers l'Allemand de lui répondre avec son flegme tout national. «Je me nettoie les ongles.» L'Allemand, dont les ongles bordés de noir ne répondaient pas aux conditions requises, s'inclina et se le tint pour dit. Retenez le conseil du chirurgien anglais. Nettoyez vos ongles, nettoyez-les à la brosse et au savon et portez-les courts, c'est le plus sûr moyen de les tenir propres.

III. — HYGIÈNE DU PANSEMENT

Maintenant que nous connaissons la toilette des mains, nous allons mettre le doigt sur la plaie. C'est ici que les petits points acquièrent de l'importance, que la doctrine des microbes doit éclairer tous les détails de votre pratique. La théorie doit tellement guider votre manière de faire, qu'il suffit de jeter un instant les yeux sur les mains du panseur, pour savoir s'il sait et comprend ce qu'il fait, ou s'il est un dangereux ignorant.

La conduite à tenir dans un pansement peut être ramenée à trois points qui sont : découvrir la plaie, en faire la toilette, et refaire le pansement.

1° *L'exposition de la plaie* à l'air est fatalement le début de tout pansement ; dans la pratique il faut s'appliquer à laisser le moins longtemps possible une blessure découverte, et ne pas imiter la conduite de ce chirurgien qui, pour enlever les mauvaises odeurs, et changer l'air des plaies, faisait enlever les pansements et ouvrir les fenètres une heure avant son arrivée dans les salles.

L'air des milieux hospitaliers, est souvent infecté ; il a par suite sur la guérison des plaies une pernicieuse influence.

L'air des habitations privées qui n'est pas, comme celui des salles de blessés, chargé de germes de maladies, présente beaucoup moins de dangers.

2° La plaie découverte, il en faut *faire la toilette*. Lavez bien les plaies, ne craignez pas de le faire largement. Evitez d'y porter la main et surtout les ongles. Aujourd'hui, on se sert souvent du jet d'une seringue pour en faire la toilette ; c'est une pratique excellente. A défaut de cet instrument servez-vous d'un morceau de ouate, de charpie ou de linge. Exprimez-le à la façon d'une éponge, et nettoyez la plaie avec le filet d'eau qui s'en échappe. Mais, s'il reste quelque taches de sang de sérosité ou de pus, la moindre impureté qui ne se détache pas sous

le courant du filet d'eau, ne vous contentez pas
de ce moyen, ayez alors recours au frottement
pour bien laver la blessure.

Ne laissez pas les doigts toucher directement
la plaie, et quand vous devez exercer quelque
frottement, faites-le en ayant un morceau de
linge ou de ouate aseptique au bout du doigt.

En agissant de la sorte, vous n'infectez pas la
plaie, si par hasard vos doigts sont infectés, et
vous avez l'avantage de ne pas infecter vos
mains.

3° La toilette de la plaie achevée il faut *faire
le pansement*. En maniant les pièces et objets
de pansement songez aux microbes répandus
dans l'air et dans l'eau. Laissez le moins possible séjourner dans le service des blessés, et
gardez à l'abri de l'air, les compresses, la ouate,
en un mot tout ce qui peut s'envelopper. A l'hôpital militaire Saint-Martin, lorsque j'y faisais
mon stage, toutes les pièces à pansement étaient
conservées dans du caoutchouc. A son défaut
la toile cirée et même le papier glacé peut remplir le même office.

Enfin, en faisant usage des objets de pansement, instruments, seringues, bassins, vous aurez l'attention toujours portée du côté de la contagion, vous rappelant qu'une blessure est une
trouée par laquelle l'ennemi s'acharne sans cesse
à pénétrer et que, pour arriver à ses fins il se
sert de tous les intermédiaires.

II. — L'*antisepsie*.

La médecine ne se contente pas de tenir
l'ennemi éloigné : quand le microbe attaque

ceux dont elle a le soin, elle les défend ; elle fait même plus, et, suivant le conseil d'un des plus habiles tacticiens du siècle, elle trouve que le meilleur moyen de se défendre est d'attaquer.

L'antisepsie est la méthode qui comprend l'ensemble de ces moyens d'attaque et de défense dirigés contre les microbes.

L'histoire de l'antisepsie est difficile à faire : Elle comporte deux périodes, l'une préhistorique car elle est antérieure à l'histoire de l'antisepsie, elle s'arrête à ces vingt dernières années ; l'autre contemporaine, puisqu'elle n'a pas encore un quart de siècle.

La période préhistorique comprend les siècles où l'on faisait l'antisepsie sans s'en douter, absolument comme Mr. Jourdain faisait de la prose. Elle remonte à une haute antiquité : on trouve en effet la preuve de l'usage des substances antiseptiques dans Homère où Ulysse fait brûler du soufre après avoir fait massacrer les prétendants et les esclaves infidèles. L'antisepsie faisait même partie des rites religieux. Mais, éloignons nous du déluge, et arrivons à des considérations plus pratiques : La méthode antiseptique n'est-elle pas en effet depuis longtemps entre les mains de la médecine domestique et n'avons-nous pas tous, une fois au moins, mis à profit ses bienfaisants effets. Que sont en effet ces fleurs de lys macérées dans l'alcool qu'on emploie tous les jours, sinon un moyen de pansement tout-à-fait antiseptique, où l'alcool assainit et purifie la plaie, et la fleur la met à l'abri de l'air et de tout frottement.

Il y a longtemps aussi que les médecins usent

largement des antiseptiques. L'alun, l'onguent styrax, le camphre, l'alcool, la teinture d'arnica, toutes ces antiques préparations, qui, dans le traitement des plaies, comptent tant de succès, doivent leurs effets à leurs propriétés antiseptiques.

Les antiseptiques ont donc été employés dans la pratique journalière bien avant la découverte des infiniment petits, et c'est sans exagération qu'on peut dire que la médecine combattait les microbes bien avant de les connaître.

L'antisepsie, comprend l'ensemble des moyens employés pour détruire les germes des maladies. Ces moyens sont variés : mais, en pratique, nous pouvons les réduire à deux, à savoir, la chaleur, et l'usage des médicaments antiseptiques.

I. *Chaleur*. — *La chaleur* s'emploie surtout pour désinfecter l'eau, les objets de pansement, le linge, les literies, les vêtements, les instruments ; c'est ainsi que par l'ébullition, vous tuez tous les germes contenus dans l'eau, et qu'en mettant le linge, les vêtements dans une étuve à vapeur. Vous les rendez aseptiques, c'est-à-dire les purifiez de tout microbe.

L'eau bouillie ou plutôt stérilisée, c'est-à-dire rendue inoffensive et dépouillée de ses germes par l'ébullition, est une des applications les plus simples et les plus belles de la théorie des microbes au traitement des plaies.

L'eau en effet qui, à l'état ordinaire, est le véhicule des maladies contagieuses devient par l'ébullition, un liquide qui perd toutes ses qualités nocives pour les plaies et, pour l'organisme une boisson hygiénique. Miquel a en effet montré que si l'ébullition ne suffit pas à détruire tous les microbes, elle le fait dans une proportion de 995 sur 1000.

L'eau bouillie est donc une ressource importante en chirurgie, puisque l'ébullition enlève à l'eau ses agents infectieux mais, pour qu'elle conserve ces propriétés aseptiques, il faut avoir soin de la mettre dans des récipients rigoureusement propres et ne pas l'exposer à l'air qui la souillerait de nouveau.

II. *Antiseptiques.* — Les antiseptiques sont des médicaments dirigés contre le microbe. Ces agents sont très-nombreux, et, les plus employés ne vous sont déjà plus étrangers.

Ce sont l'*acide phénique* qui se donne en solution plus ou moins concentrée. En chirurgie courante, on se sert de deux solutions, l'une dite la solution faible qui est à 2 o/o et s'emploie pure; l'autre, la solution forte est à 4 o/o; parfois on s'en sert telle quelle, mais le plus souvent on l'étend de son volume d'eau.

Les autres préparations usuelles sont :

Le *sublimé corrosif* ou *bichlorure de mercure* qu'on emploie au 1/1000 et même au 1/2000.

L'*acide borique* à 3 o/o est un antiseptique moins actif, mais il a sur les précédents l'avantage de ne pas être un poison.

L'acide borique sert encore incorporé dans de la vaseline, et, tous les jours, on fait des pansements avec de la vaseline boriquée au 1/10.

L'*iodoforme* appliquée en poudre ou en pommade au 1/10, tient encore une grande place dans le monde des chirurgiens et des malades qui ne craignent les odeurs ni mauvaises ni tenaces;

mais, le mieux est l'ennemi du bien, et, l'iodol, le salol, et surtout l'aristol tendent de plus en plus à le supplanter.

Maintenant que vous connaissez les principaux agents de la méthode antiseptique, il nous faut établir à vos yeux son importance et son rôle.

Nous étudierons successivement les applications de la méthode antiseptique.

1° *Aux salles de blessés et de malades*;

2° *Au panseur*;

3° *Au pansement*;

I. — ANTISEPSIE DE LA CHAMBRE DE MALADES ET DE LA SALLE DE BLESSÉS.

L'antisepsie doit, dans la pratique hospitalière, être un système de défense permanent.

Il ne suffit pas d'assurer l'asepsie la plus complète par l'aération, la ventilation et une propreté qui s'étend aux moindres détails. Une salle d'hôpital, est un endroit où les microbes sont beaucoup plus nombreux que partout ailleurs.

L'antisepsie s'y impose donc, et, nous devons user de toutes les ressources que présente un arsenal.

L'antisepsie des salles consiste dans un lavage fréquent des planchers avec une eau antiseptique, dans l'évaporation de produits antiseptiques soit à froid, soit au bain-marie, et mieux encore dans la pulvérisation de solutions antiseptiques telle que l'eau phéniquée par exemple. L'expérience seule peut vous familiariser avec ces différentes pratiques.

Ces ressources seront surtout employées dans le cas d'épidémie. Lorsque les salles sont dans de bonnes conditions d'hygiène, que les plaies ne présentent aucune complication, ces mesures ne sont pas indispensables.

Dans ces dernières années, la doctrine de la contagion par l'eau a été ramenée à de justes proportions et la pratique doit s'en ressentir.

Lors de la découverte de la théorie des microbes en effet, toutes les complications des plaies, toutes les maladies étaient attribuées à l'air, et l'on ne voyait pas d'autre intermédiaire possible. De là toutes les mesures antiseptiques que je viens de vous signaler et que l'on appliquait rigoureusement.

Aujourd'hui, il est reconnu que ce n'est pas tant l'air qui empoisonne les plaies ou communique les maladies. L'érysipèle, la septicémie se communiquent presque uniquement par le contact direct, c'est-à-dire par nos mains, nos instruments, nos pièces et nos objets de pansement, dans lesquels se glissent les microbes; c'est pourquoi l'antisepsie du panseur doit diriger ses efforts, bien moins vers l'atmosphère des salles d'hôpital que vers le panseur et le pansement.

II. — ANTISEPSIE DU PANSEUR.

Si grandes que soient les précautions de propreté que prennent l'ambulancière et l'infirmier, ils sont insuffisants pour mettre toujours les blessés à l'abri de la contagion.

Il faut si peu pour infecter une plaie; et, dans

un hôpital, il est si peu d'objets qui n'aient quelque chance d'être infecté, que, c'est toujours exposer un blessé que de faire un pansement sans avoir pris toutes les précautions contre les microbes.

Dans la pratique, ne vous contentez donc pas de surveiller votre toilette, vos mains, vos ongles, en ce qui a trait à la propreté, en d'autres termes, de faire de l'hygiène préventive. On a toujours des microbes sur soi, et pour être aseptique, c'est à dire sans microbes, il faut les tuer. En d'autres termes, il faut faire de l'antisepsie : chaque fois que vous entrez dans un service de blessés il faut vous nettoyer les ongles à la brosse, vous laver les mains dans une eau antiseptique, eau phéniquée ou autre, vous les laver soigneusement et surtout lentement, bien lentement, pour prolonger l'action du liquide que vous emploierez, et faire en sorte que ce bain antiseptique dure plusieurs minutes. Quand vous aurez fait le pansement d'une plaie en suppuration, avant de passer à un autre blessé, vous prendrez les mêmes précautions, car la *suppuration se gagne* ; et pansant une plaie saine sans prendre ces mesures, vous y apporteriez le microbe qui fait suppurer. Aujourd'hui les chirurgiens veulent la séparation si complète, qu'ils réclament deux salles d'opérations, l'une pour les opérations aseptiques, l'autre destinée aux malades déjà infectés. Neuber, un chirurgien allemand, a jusqu'à cinq salles d'opérations. Enfin, bien souvent il vous arrivera, comme à l'étudiant qui débute, d'être embarrassé, et, de vous demander si vous ne risquez pas, dans telle ou telle cir-

constance, d'infecter une plaie en la pansant.
Dans ces cas, n'hésitez pas à demander l'avis
des médecins. Rien ne plaît au chirurgien
comme de trouver dans ses aides, en même
temps que le désir d'apprendre, la délicatesse et
le souci de la responsabilité qu'il apporte partout lui-même. Et, rien ne lui pèse et ne lui donne froid au cœur comme de voir autour de lui
des automates qui, machinalement, suivent une
aveugle et incompréhensible consigne, sans s'inquiéter ni chercher à se rendre compte de ce
qu'ils font.

III. — ANTISEPSIE DU PANSEMENT

L'antisepsie du pansement comprend deux
choses bien distinctes ; les objets du pansement
et le pansement lui-même.

Il ne faut pas avoir 60 ans, pour se rappeler
l'histoire de la *charpie.*

La charpie était l'œuvre de la charité privée ;
et, c'était un usage très répandu d'effiler de la
toile dans ses moments perdus. C'était surtout
dans les hôpitaux que la fabrication se faisait sur
une vaste échelle. Les blessés qui étaient valides
des bras, ceux qui avaient eu un érysipèle ou
toute autre affection contagieuse, comme ceux
qui avaient une fracture, tous sans distinction,
ne trouvaient pas de passe-temps à la fois plus
agréable et plus utile, que celui d'effiler du vieux
linge, et d'en accumuler fièrement un grand tas
au pied de leur lit. Cette charpie, faite par des
mains au moins suspectes, restait des heures
exposée à cette atmosphère d'hôpital remplie de

microbes septiques ; elle était ainsi empoisonnée à mesure qu'elle était faite, et, devenait le plus redoutable élément du pansement de nos blessés.

Parfois sans doute, on prenait, au moment d'en faire usage la précaution de passer la charpie dans de la teinture d'arnica ou de l'alcool camphré, et, le chirurgien, sans s'en douter, faisait de l'antisepsie, et, paralysait ainsi l'action néfaste des microbes. Mais, bien souvent on se servait de cette charpie sèche, ou, après l'avoir simplement trempée dans l'eau. A cette époque, c'était le triomphe du cérat, du pot de cérat dans lequel se plongeaient mille doigts plus impurs les uns que les autres.

Que d'érysipèles et de complications la charpie a semés et portés partout.

La réaction dépasse toujours les justes limites : après le mal qu'elle a fait, la charpie a été bannie des hôpitaux, et elle ne trouve plus sa place dans les boîtes à pansement.

Cependant, on pourrait très-bien s'en servir si on la fabriquait dans des milieux qui ne sont pas empoisonnés comme l'est une atmosphère d'hôpital, et, si on la purifiait par des mesures antiseptiques.

Aujourd'hui, le *linge* a pris la place de la charpie, et, il en remplit si bien le rôle, qu'en cas de guerre, il en offrira les dangers, si on ne prend des précautions à cet égard. Je m'explique :

Quand un hôpital ou une ambulance s'improvisent (et, ce sera souvent le cas pour l'œuvre de la Croix rouge) en quelques jours il faut faire tous les approvisionnements, et, bien vite la charité publique réunit et amoncelle tout le linge nécessaire sans s'inquiéter de son origine ni de sa provenance. Il ne faut pas beaucoup connaître les usages du pays, pour savoir les dangers que ce moyen d'approvisionement présente.

Chacun sait que, dans beaucoup de régions, quand une famille a le malheur de perdre un de ses membres, à la suite d'une maladie contagieuse, elle envoie habituellement les effets et le linge à l'hôpital de la localité; ou bien encore, elle met le tout en réserve, et, s'en défait à la première occasion qui se présente.

Ces dons justement redoutables, se reproduisent chaque fois qu'il s'agit d'improviser et d'approvisionner un hôpital. Comme je vous l'ai montré par des exemples de nature à entraîner la conviction, le microbe peut rester pendant longtemps dans le vieux linge, et, il peut dans ces conditions, conserver ses propriétés contagieuses pendant des années. Je me rappelle pour ma part, avoir vu, pendant mon internat, une épidémie de petite vérole avoir pour point de départ, le linge qu'un soldat atteint de cette affection avait rapporté du Tonkin.

A son retour, le linge avait été donné à laver, la blanchisseuse contracta le germe de la maladie, et, ce premier cas fut l'origine d'une épidémie qui fit plusieurs victimes.

Dans toutes les épidémies, il y a la contagion qu'on voit, et celle qu'on ne voit pas; et, si l'on pouvait toujours aller au fond des choses, on verrait que le linge a fait plus de mal qu'on ne le croit généralement.

Ce n'est pas uniquement le linge qui provient de maladies contagieuses qui présente des dangers; tout autre linge peut également en offrir, car tout linge qui n'a pas été soumis à un lavage antiseptique peut avoir ramassé et recéler des microbes infectieux. De ces faits se dégagent comme conclusion et conséquence pratique, que toutes les pièces de pansements doivent, à leur entrée à l'hôpital, être considérées comme suspectes et traitées comme telles. Il faut les rendre aseptiques, c'est-à-dire sans microbes, soit en les mettant dans une étuve à vapeur, soit en les plongeant pendant quelques heures dans une solution antiseptique.

C'est une des conditions essentielles des succès de la méthode antiseptique.

Tous les éléments, toutes les pièces du pansement seront donc désinfectés à leur arrivée à l'hôpital. Ils seront également tenus à l'abri de l'air, éloignés de la salle des blessés plus chargée de germes contagieux que les autres.

On ne les déposera pas sur les lits dont les couvertures sont plus que tout autre objet, exposées à recéler des microbes. Enfin, la meilleure précaution sera de désinfecter le linge, une fois encore, au moment de s'en servir, en le retrempant dans une solution antiseptique. On ne peut le faire pour toutes les pièces du pansement, mais on le fait pour celles qui sont en contact immédiat avec la blessure.

Pansement. — Lavage. — Le moment est arrivé de faire le pansement. Faites ce moment, faites ce pansement aussi court que possible. Lavez bien la plaie. Ne vous contentez pas de le faire avec de l'eau bouillie, faites encore de l'antisepsie et lavez-la avec une solution phéniquée ou autre pour tuer les microbes qui pourraient se trouver à son contact.

Lavez et lavez bien partout, car si un seul point de la surface échappe à l'action de l'antiseptique, les agents infectieux non atteints continueront à pulluler et à infecter le restant de la surface.

Le lavage est terminé ; reste à faire le pansement proprement dit.

Le pansement aujourd'hui en honneur, celui qui a à son actif le grand nombre des succès de la méthode antiseptique, est le pansement de Lister. La place qu'il tient dans la pratique hospitalière me fait un devoir de vous le décrire.

Le pansement de Lister se compose de quatre pièces :

La première s'appelle *protective* parce que c'est une espcèe de taffetas protecteur qui garantit la plaie contre tout frottement et toute irritation. Vient ensuite une espèce de gaze antiseptique nommée *lint* trempée dans de l'eau phéniquée et dont on entoure abondamment la blessure, tant pour recueillir les liquides qui s'écoulent que pour maintenir une température égale et tenir la plaie à l'abri de l'air. On recouvre ensuite le pansement avec une étoffe rouge imperméable appelée *machintosh* qui a le même but que la gaze, et, on termine en fermant le pansement avec des bandes de gaze empesée.

Ce pansement donne des résultats magnifiques ; mais, il a un grand défaut, c'est son prix ; aussi, il ne faut pas se faire illusion, il ne sera jamais longtemps employé en campagne, et, je vous le répète, il sera bientôt abandonné, car il est par trop coûteux.

D'ailleurs, pour le pansement comme pour l'antisepsie, le progrès est dans la simplification. C'est pourquoi pour ma part, je fais, je vous l'avoue, bon marché du pansement de Lister et ne crois pas à son avenir. Si dans les premiers jours d'une campagne vous l'avez avec tous ses accessoires, bientôt, en raison de son prix onéreux, il vous manquera ; alors la nécessité, mère des inventions les meilleures, fera naître et faire des pansements nouveaux plus simples et je crois aussi bons.

Les pansements peuvent en effet varier beaucoup. Chaque chirurgien a un peu le sien, et, tous sont bons quand ils sont bien faits, c'est-à-dire, quand la main qui panse observe tous les petits détails que je viens de vous indiquer.

Aussi tant vaut le panseur, tant vaut le pansement. Le fait se comprend très bien quand on fait, je dirai, la *philosophie du pansement*.

D'une façon générale, une plaie ne demande qu'à guérir ; pour y arriver elle demande simplement que les efforts de la nature ne soient pas contrariés. Et pour ne pas les contrarier, il suffit de mettre la plaie dans le repos, dans une position qui en rapproche les lèvres si elles sont écartées, de la mettre à l'abri de l'air chargé de microbes, du frottement du froid, de toute cause d'irritation, et , la nature se charge du reste. En un mot, la chirurgie n'est que l'auxiliaire, ou plutôt, l'ambulancière de la nature. Cela vous explique le succès de tous les pansements que l'on vous fera faire, vous fait comprendre le beau rôle des chirurgiens et les résultats merveilleux que vous constaterez, je devrais dire que vous obtiendrez entre leurs mains, partout où l'hygiène et l'asepsie seront observées. Enfin ces mots que je disais à l'instant : tant vaut le panseur, tant vaut le pansement, vous pénètrent de l'importance de votre noble et délicate mission.

Lors donc que vous serez appelées à faire un pansement quelconque, vous ne vous départirez pas de la tactique suivante :

Lorsque vous serez certaines de la propreté chirurgicale de vos mains, obtenue par un lavage antiseptique prolongé, vous découvrirez la plaie, la nettoierez soigneusement avec une eau antiseptique, et, sa toilette faite, vous mettrez la région blessée dans une position qui lui assure le repos et tende à rapprocher les lèvres de la plaie.

Quel que soit le pansement en usage, vous vous inspirerez des principes du pansement de Lister, et, prendrez modèle sur ce pansement en le simplifiant.

Ce précepte, je l'observe dans ma pratique de tous les jours de la façon suivante :

Je remplace le *protective* par de la gutta-percha laminée sur laquelle je mets de la vaseline boriquée au 1/10, et la gaze par de l'ouate en quantité. Cette ouate maintient une douce chaleur, une température égale, met parfaitement à l'abri de l'air, reçoit tous les liquides qui s'écoulent. Quand l'ouate n'est pas aseptique, on la met quelque temps dans une solution au bichlorure au 1/1000.

Enfin au lieu de machintosh, on met de la toile gommée qui en a toutes les qualités, et on termine en roulant des bandes de toile. Ainsi, presque pour rien, on fait un pansement qui à mon avis est aussi bon que le riche pansement de Lister.

Quand les liquides secrétés ne sont pas abondants, on peut sans inconvénient, supprimer la toile gommée.

Mesdames, j'ai fini de vous exposer l'hygiène des plaies et leur traitement antiseptique. En terminant, je veux vous en rappeler les grandes lignes ou plutôt les idées directrices. Elles suffiront, le moment venu, pour éclairer et guider votre pratique dans ses moindres détails, réveillant dans votre mémoire, le souvenir de tous les petits conseils que je vous ai donnés.

Comme conclusions je vous dirai :

Une main impure est plus meurtrière qu'une main ennemie.

La propreté chirurgicale est la colonne fondamentale de la chirurgie.

Tant vaut le panseur, tant vaut le pansement.

Je vous répéterai : le microbe est toujours l'ennemi. Mais maintenant je puis compléter et ajouter :

Le microbe est le mal, l'asepsie et l'antisepsie sont les remèdes.

Troisième Conférence

DES MOYENS DE SE PRÉSERVER ET DE PRÉSERVER LES AUTRES DES MALADIES CONTAGIEUSES.

Aujourd'hui, nous allons terminer la vaste question du microbe par l'étude de l'hygiène et de l'antisepsie comme traitement préventif des maladies, en d'autres termes, nous allons examiner les moyens de se préserver et de préserver ies autres des maladies contagieuses.

Ces moyens comprennent :

1° Les précautions à prendre par ceux qui approchent le malade, c'est-à-dire le médecin, l'infirmier, la famille, tous ceux qui sont appelés à lui donner des soins.

2° Les mesures générales pour préserver la société.

3° Les mesures particulières à certaines maladies.

I. PRÉCAUTIONS A PRENDRE PAR LES GARDE-MALADES ET L'ENTOURAGE.

Il est une question que les gens du monde se posent souvent, c'est celle-ci :

Comment le médecin, toujours en contact avec les malades, se préserve-t-il des maladies contagieuses ?

Chaque fois que l'occasion naturelle s'en présente, on nous interroge à ce sujet ; nous répondons sans détour, et cependant notre réponse ne donne pas satisfaction. Dans la pensée du public, il semble que le médecin a un moyen à lui qu'il ne veut pas dire pour se préserver de toute maladie ; et, c'est ce côté de sa pratique, en apparence mystérieux, que chacun voudrait pénétrer.

Le fait est, que les médecins, comme tous ceux qui sont appelés à soigner les malades, prennent peu de précautions pour se garantir des maladies et, ce sont ceux que les épidémies frappent le moins.

Ils évitent de se présenter à jeûn auprès des contagieux, se nourrissent bien, ne font, autant que possible, ni excès de fatigue, ni excès de travail ; et, ces simples précautions suffisent pour les prémunir. Voilà le fait.

Comment arrivent-ils à réduire à des proportions aussi élémentaires, les mesures qu'habituellement il faut prendre pour se préserver ? Disons même plus, pour dire vrai : Comment se fait-il que bon nombre qui ne prennent aucune précaution, soient ainsi cuirassés contre toutes les atteintes des maladies.

C'est le point intéressant à examiner ; c'est la réponse que vous demandez toujours, sans jamais l'obtenir satisfaisante ni complète, parce qu'elle porte d'amples explications.

D'une façon générale, il est deux moyens de combattre les sources de maladies, fuir leurs causes ou s'endurcir contre elles, comme il y a deux manières de se comporter en face de l'ennemi; fuir à son approche, ou lui résister et lui tenir tête.

C'est ainsi que pour se préserver des rhumes, des bronchites, la plupart des personnes se couvrent fortement contre le froid. D'autres, à mon avis, plus sages, s'aguerrissent, s'endurcissent contre le froid de façon à n'en plus sentir les fâcheux effets. Elles estiment que c'est une illusion de prétendre éviter, par des précautions, toutes les sources de froid, et qu'il vaut mieux s'endurcir contre elles; que ce n'est pas en s'enveloppant continuellement de cache-nez qu'on échappe au refroidissement et à ses suites; mais au contraire, en n'en mettant jamais. C'est ce principe qui est la base du système d'éducation anglaise, et que j'ai développé dans mon travail sur les « *Enfants aux bains de mer* ». Ce sont ses partisans qui ont dit : « qu'il y a plus de rhumes engendrés par l'abus des vêtements que par le froid ». Ce sont eux qui vont même plus loin et qui prétendent, « que plus on prend de précautions contre le froid, plus on s'expose au refroidissement et à ses dangers. »

Revenons à nos microbes. Quand il s'agit des maladies contagieuses, on retrouve ces deux méthodes : la première consiste à fuir continuellement les microbes; la deuxième à s'habituer peu-à-peu à vivre avec eux. L'une est celle que les gens du monde observent lorsqu'ils fuient la contagion et ses dangers. La Framboisière la résumait en ces trois mots: *cito, longe, tarde,* c'est-à-dire partir tôt, fuir loin et revenir tard, et la donnait, comme le meilleur remède contre la peste. L'autre est celle que pratiquent forcément les garde-malades qui doivent s'aguerrir contre les sources des maladies contagieuses. Chaque jour en effet, ils luttent contre le microbe, chaque jour ils triomphent et s'habituent à vivre avec lui. Leur victoire devient de plus en plus facile. Bientôt il s'établit une accoutumance progressive qui les rend invulnérables, parce qu'elle les *vaccine* contre les maladies.

De même en effet que l'absorption du vaccin par une piqûre dans l'épiderme, nous prémunit contre la variole, de même l'absorption lente et continue de ces microbes par la respiration, préserve nos sœurs de charité, infirmiers et garde-malades contre les maladies contagieuses qu'ils soignent, et, les préserve autant que s'ils les avaient réellement faites. Et, est-il possible de signaler cette préservation par la nature, sans faire remarquer et admirer cette harmonie préétablie qui fait que le contagieux lui-même arrive à préserver de la contagion ceux qui se dévouent à lui donner des soins.

L'histoire rapporte que Mithridate avait pris l'habitude d'absorber un certain poison à petites doses, et, que lorsqu'il voulut mettre fin à ses jours par l'absorption d'une grande quantité, le poison resta sans effet et qu'il dut avoir recours à un esclave gaulois qui lui passa son épée à travers le corps. L'histoire des garde-malades est assez celle de Mithridate ; et, l'expression la plus juste pour exposer leur situation par rapport à la contagion et aux microbes, c'est de dire qu'ils se *mithridatisent* contre les maladies.

Pour arriver à ce mithridatisme, pour triompher des incessants assauts des microbes et, se préserver de leurs atteintes, il faut, dans les premiers temps surtout, avoir des précautions. Ces précautions que vous devez connaître, puisque vous êtes appelées à les mettre à profit, je veux maintenant vous les apprendre dans leurs moindres détails.

L'objectif que se propose quiconque doit s'habituer à vivre avec les microbes et à braver impunément leurs attaques, c'est d'être plus fort qu'eux. Ici, comme toujours, ou plutôt, plus que jamais, c'est la lutte pour la vie, le *Struggle for life*. Il doit donc tonifier l'organisme par tous les moyens, car plus il sera vigoureux, plus grande sera sa puissance de résistance contre la maladie. Bouley l'a dit avec autant de raison que d'esprit : « Le meilleur antiseptique est une bonne santé ».

Le garde-malade cherchera ses toniques dans une nourriture substantielle et hygiénique. S'il ne peut se procurer cette alimentation, il y suppléera par l'usage du vin, du café, du thé.

Étant infirmier militaire à Paris, je me rappelle qu'au cours d'une grave épidémie de fièvre typhoïde, on nous donnait chaque jour du vin de quinquina et du café alcoolisé ; pour que les soldats aient pareil extra, il faut que la mesure soit vraiment nécessaire.

Usage d'un tonique extra. — Vins, café, thé, alcool sous ses formes variées, quinquina, kola, ce sont là tous agents toniques dont l'usage vous apporte chaque jour un surcroît de forces pour résister à l'ennemi du dedans, c'est-à-dire au microbe.

Laissez-moi entrer ici dans les détails, et, vous dire en passant qu'il n'est pas indifférent d'avoir recours à l'un ou l'autre de ces toniques. Par votre expérience personnelle, vous comprendrez la portée de cette observation.

Quand l'organisme a l'habitude d'une boisson excitante, elle ne produit plus sur lui, à beaucoup près, autant d'effet que lorsqu'il n'y est pas accoutumé. C'est pourquoi dans les maladies, le vin fait autrement de bien aux pauvres qu'aux riches dont il est l'ordinaire. Si, dans les mêmes conditions, le thé réussit mieux, en France, que le café, c'est qu'il n'est pas pour nous une boisson quotidienne.

En cas d'épidémie, choisissez donc un tonique que vous n'avez pas l'habitude de boire ; prenez-le comme supplément, car le proverbe qui dit que « l'habitude est une seconde nature » c'est-à-dire que l'habitude crée des besoins factices, vous recommande avec raison de ne pas changer vos us et coutumes.

En même temps que de se bien nourrir, l'hygiène recommande d'éviter tout excès, car tout excès est cause d'affaiblissement. Aussi rien n'est téméraire et dangereux comme de passer successivement plusieurs nuits au chevet d'un malade sans prendre un repos suffisamment réparateur. C'est diminuer sa force de résistance aux microbes, et augmenter la puissance de ces ennemis.

Se tonifier par l'alimentation et par une hygiène bien comprise, voilà donc la précaution qui résume toutes les autres. En pratique elle comporte quelques applications spéciales qu'il est bon d'exposer en détails, et dont vous apprécierez vous-même l'importance.

1° Il ne faut pas, autant que possible, voir un malade quand vous êtes à jeun, parce qu'à jeun l'absorption est beaucoup plus complète et facile que lorsqu'il y a déjà quelque aliment dans l'estomac.

2° Lorsque vous mangez, faites votre repas en dehors de la chambre du malade.

3° Ne prenez que de l'eau ou du lait qui ont été soumis à l'ébullition. — L'ébullition tue les germes que ces boissons pourraient contenir.

4° Lorsque le malade tousse ou vomit, et que vous recevez sur vous quelque matière comme cela arrive dans la dipthérie, la tuberculose par exemple, ou bien encore, lorsque votre vêtement a pu être en contact direct avec des malades qui ont une fièvre éruptive, la scarlatine, la variole, un érysipèle, faites attention tant pour vous-même que pour les autres, et supprimez par un lavage antiseptique cette source d'infection que vous pourriez porter sur vous pendant long-temps.

Ces recommandations vous paraissent peut-être en contradiction avec le principe que les garde-malades doivent braver les microbes et s'aguerrir contre eux, puisque toutes ont pour conséquence de vous mettre moins en contact avec les germes contagieux. La contradiction n'est qu'apparente. C'est par une absorption lente et progressive, vous disais-je en effet, qu'on se vaccine contre les maladies, et qu'également Pasteur vaccine contre la rage. Si vous ne preniez ces précautions ce ne serait plus l'absorption lente d'un petit nombre de microbes, mais l'absorption rapide d'une grande quantité. Dans ces conditions, l'organisme n'est pas mithridatisé, et, les microbes, avec la puissance du nombre auraient un triomphe facile. Ils vous donneraient la maladie absolument comme Pasteur pourrait vous inoculer la rage, si, au lieu de vous inoculer de petites doses de vaccin pour vous accoutumer, il vous en faisait absorber coup sur coup de grandes quantités.

Toutes ces mesures sont des plus simples; elles sont aussi faciles à suivre qu'importantes à observer. Dans le cas de maladie contagieuse, non-seulement les infirmières, mais tous ceux qui approchent le malade, doivent s'y conformer. Elles s'appliquent donc, tant à la famille qui entoure le malade et conserve habituellement quelque rapport avec lui, qu'à ceux uniquement chargés de lui donner des soins.

En prenant ces précautions, vous avez toutes les chances de supporter impunément les attaques des microbes; un peu à la fois vous vous vaccinerez contre la contagion, et vous pourrez, comme les médecins et les sœurs de charité, braver toutes les maladies, sans vous exposer à leurs atteintes.

II. MESURES GÉNÉRALES POUR PRÉSERVER LA SOCIÉTÉ

I. ISOLEMENT. — La première mesure qui s'impose quand il s'agit de circonscrire une maladie épidémique, c'est l'*isolement*.

L'isolement est une pratique sur laquelle il n'est

pas nécessaire de beaucoup insister ; elle est entrée dans les mœurs, et, s'il est quelques points qui ne sont pas bien observés, c'est qu'ils ne sont pas bien connus.

Isoler un malade, c'est le séquestrer, le priver de toute communication avec le monde extérieur.

Les personnes qui sont chargées de donner aux malades les mille et un soins que réclament leur état, leur toilette, leurs exigences et leurs caprices, ont avec les sujets contagieux des rapports si étroits et si continus, qu'elles sont pour le dehors une véritable source de dangers, et, si elles ne prennent de précautions, elles constituent l'intermédiaire qui propage la maladie.

Ce manque de précautions amène parfois de véritables désastres. Dujardin-Beaumetz rapporte qu'en 1885, les infirmiers de l'hôpital d'Aubervilliers, l'hôpital des varioleux de Paris, portèrent le germe de la maladie dans un débit de boissons, et occasionnèrent ainsi une épidémie.

L'infirmier qui sans cesse manie le contagieux, qui touche son linge, fait sa toilette, est bien plus exposé que qui que ce soit à propager la maladie, tant par ses mains que par ses vêtements, s'il ne prend le soin de se désinfecter.

Il doit avoir l'habitude de se passer plusieurs fois par jour les mains dans une eau antiseptique (eau phéniquée au 1/40, ou solution de sublimé au 1/2000), le faire pour lui-même avant les repas, pour les autres avant de se mettre en relation avec le dehors.

Ces précautions doivent s'étendre aux vêtements ; le garde-malade doit, comme le panseur, avoir un costume spécial pour soigner les contagieux. La grande blouse de peintres et le sarrau, sont des vêtements de circonstance faciles à nettoyer et à remplacer.

Fait dans ces conditions, l'isolement est une pratique souverainement efficace. Toutefois pour ne pas perdre ses fruits, et pour produire tous ses effets, il faut qu'il soit suffisamment prolongé et suivi de soins antiseptiques.

L'Académie de médecine a pris soin de fixer elle-même ces deux points :

« La durée de l'isolement sera comptée à partir du début de la maladie : elle sera de :

40 jours pour la variole, la scarlatine et la dipthérie.

25 jours pour la varicelle, la rougeole et les oreillons.

L'isolement cessera seulement lorsque le convalescent aura pris deux ou trois bains savonneux et, aura été soumis à autant de frictions générales portant même sur la tête.»

Mettez-vous dans la mémoire ces chiffres et ces recommandations, qu'on oublie souvent dans la pratique, ou sur lesquels on passe facilement, parce que le malade a retrouvé ses forces et tous les attributs de la santé.

Sachez tenir vos malades en quarantaine ; sous prétexte qu'ils n'ont plus rien, ne les laissez pas aller porter et semer partout les germes de leur maladie.

Le premier devoir du médecin, par rapport au malade, est à ce moment devenu celui du malade et de sa famille par rapport à son entourage. Et ce devoir est de ne pas nuire ; *primo non nocere*.

II. DÉSINFECTION. — Si l'isolement est le premier moyen à employer contre les maladies contagieuses, la *désinfection* tient une place également bien importante dans les mesures préventives à observer.

Il y a longtemps que la nécessité de la désinfection a été comprise. L'air méphitique, l'odeur âcre et malsaine qui vous saisit à la gorge lorsque vous entrez dans une chambre de malade suffit pour convaincre du bien-fondé de cette pratique.

La désinfection a deux buts à atteindre : faire disparaître les mauvaises odeurs, et détruire les microbes qui en sont la cause la plus fréquente la source la plus dangereuse.

Elle doit, pour être efficace, s'étendre à tout ce qui est en contact direct ou indirect avec le contagieux, et, comprendre non-seulement le linge, les literies, mais les tapis, les boiseries, tous les objets qui sont dans la chambre. C'est pourquoi les chambres de malade devraient être d'une simplicité presque monastique.

Les moyens de désinfection sont variés :

1° *Aération*. — L'air est le premier et le meilleur des désinfectants. Rien ne peut le suppléer ; aussi, ayez dans la plus large mesure recours à ce moyen de purification de l'atmosphère des malades.

L'air, a dit Hippocrate *est le plus puissant agent de tout, et, en tout, il est la cause de la vie et des maladies* (1).

(1) Hippocrate, *traduction Littré*.

Parmi les nombreux moyens de désinfecter une salle par l'aération, le plus simple (et sa simplicité n'a d'égale que son excellence) est de laisser libre l'ouverture de la cheminée. Les cheminées sont destinées, non seulement à assurer le chauffage, mais encore (on ne le sait pas assez), à assurer la ventilation.

Quand la température est trop froide pour ouvrir les fenêtres, le feu de la cheminée établit un tirage qui aère largement. Même quand il est éteint, pendant la nuit par exemple, il continue d'agir, car la chaleur que conservent les parois de la cheminée, entretient un tirage très actif.

Quand la saison ne comporte pas de feu, il est un autre moyen aussi pratique qu'efficace. Au lieu de mettre la veilleuse sur un meuble, on la place dans la cheminée où elle produit une lumière et une ventilation suffisantes. Dans ces conditions la flamme, au lieu de nuire à la pureté de l'air qu'elle consomme, a l'avantage de le renouveler par le tirage que sa chaleur produit. La preuve des grands effets de ce petit moyen, est qu'il suffit pour diminuer fortement, souvent même, pour enlever l'odeur de renfermé généralement si vive au réveil dans la chambre des malades.

Il est encore un procédé d'une attrayante simplicité pour aérer d'une façon permanente. Ce procédé a été approuvé, cette année même, par le conseil supérieur d'hygiène. Il consiste à remplacer les vitres dans la partie haute des fenêtres par de la toile à voile qui permet l'aération continue et insensible. Il est surtout pratique pour les ambulances et les hôpitaux improvisés qui presque toujours manquent d'air.

On n'aère jamais trop. — En dehors de la saison froide, il ne faut pas se contenter de ces moyens, mais ouvrir les fenêtres plusieurs fois par jour pendant quelques minutes. Quand les malades sont placés près des croisées, comme dans les salles d'hôpital, on les protège par des paravents.

Aérer est le premier point. Empêcher l'air de s'infecter, de s'empoisonner, est le second. A cet effet, vous aurez soin de ne laisser dans la chambre, ni les évacuations, ni les linges souillés. Les unes et les autres sont une sérieuse source d'infection à l'endroit de laquelle on manque habituellement de précautions.

Le séjour prolongé de plusieurs personnes a également une influence méphytique ; il vicie l'atmosphère, et, bientôt le malade ne respire plus qu'un air plusieurs fois respiré. C'est l'action nuisible de l'air plusieurs fois respiré qu'un physiologiste en renom a voulu mettre en relief quand il a dit, que *l'homme est un poison pour son semblable*. De là, la règle de ne laisser auprès des malades aucune personne inutile : de là l'habitude de ne garder à l'hôpital dans les salles que les malades qui ne peuvent sortir, et de faire prendre l'air aux autres pour leur plus grand bien et pour celui des sujets alités.

Malgré ces soins d'hygiène, il n'est pas rare qu'une chambre de malade ou une salle de blessés conserve encore quelque odeur, soit en raison de son exiguité ou de son peu de hauteur, soit à cause de l'agglomération. D'autre part, l'entourage justement inquiet tient à redoubler de précautions, et même à en prendre d'excessives, pour avoir toutes les chances de se préserver de la maladie. C'est pourquoi il trouve les mesures hygiéniques insuffisantes et, dans le double but d'assainir l'air et de supprimer ou du moins de diminuer le danger de la contagion, il a encore recours à un autre moyen, il fait usage des désinfectants.

2° *Les désinfectants*. — Les désinfectants sont, aux yeux des gens du monde, des produits surtout employés pour enlever l'odeur. Sa suppression est, dans l'esprit du public, tellement attachée à l'idée de désinfecter, que tous les moyens capables de faire disparaître une mauvaise odeur, ont été jugés bons comme désinfectants.

C'est cette idée, fausse d'ailleurs, qui a répandu l'usage des pratiques qui consistent à jeter de l'eau de Cologne, du vinaigre de Bully ou quelque autre liquide parfumé dans la chambre des malades, à faire brûler du sucre, des clous fumants, du papier d'Arménie.

Tous ces procédés ne désinfectent pas, en ce sens qu'ils ne détruisent pas la cause de l'infection, les microbes, et qu'ils n'assainissent pas l'air, car ils ne lui rendent pas son oxygène ; ils désodorisent, ne font rien de plus. Et, par le fait qu'ils ne servent qu'à masquer les mauvaises odeurs, ils sont d'un emploi plutôt dangereux qu'utile.

Lorsque, en effet, vous n'enlevez pas la mauvaise odeur d'un appartement, l'odorat vous permet d'apprécier l'état de pureté de l'atmosphère, il vous fait sentir le besoin d'assainir la chambre, il vous impose, au prix de votre bien-être, d'aérer chaque fois qu'il y a de l'odeur. Avec les désodorants, au contraire, l'odorat ne vous avertit plus, et ne vous rend plus sensible la nécessité de renouveler l'atmosphère ; ils vous privent d'un moyen tout-à-fait sûr d'apprécier l'état de pureté de l'air de la chambre des malades, et par suite, sont cause qu'on néglige l'aération qui, au cours de la maladie, vaut à elle seule tous les autres procédés de désinfection.

C'est pourquoi j'ai, pour ma part, l'habitude de faire peu usage des désinfectants, de ne les prescrire que lorsque j'ai la certitude qu'ils ne seront pas employés au détriment de l'aération.

Il ne faut donc pas proscrire les désinfectants au cours des maladies contagieuses, mais les employer avec discrétion. Cette discrétion porte autant sur l'opportunité de leur usage que sur le choix à faire parmi les moyens ordinaires de désinfection.

Parmi ces moyens, distinguons des désinfectants vraiment antiseptiques, ceux qui parfument simplement comme les vinaigres aromatiques, ou qui désodorisent sans assainir, comme la combustion d'un morceau de sucre.

Les seuls pratiques à employer, les moyens vraiment énergiques sont ceux qui tuent les microbes en même temps qu'ils enlèvent l'odeur ; les vrais désinfectants, en un mot qui le dise d'une façon saisissante et complète, sont ceux qui détruisent à la fois ce qui est infect et ce qui est infectant, en d'autres termes les odeurs et les microbes.

Ces seuls désinfectants sont les antiseptiques. L'usage des désinfectants doit donc en pratique être ramené à celui des antiseptiques et se confondre avec lui.

Les antiseptiques. — Depuis longtemps, et bien avant la découverte de l'antisepsie, les antiseptiques étaient entrés dans la pratique journalière ; en cas de variole, de fièvre typhoïde, du chlorure de chaux était placé dans une assiette, et s'évaporait lentement dans la chambre. Actuellement c'est encore l'usage ; cependant, depuis quelques années, l'eau phéniquée ou la créosote prennent souvent la place du chlore.

Une discussion sur la valeur comparée des antiseptiques usuels ne serait ici d'aucune utilité pratique.

Qu'il me suffise de vous dire, pour vous laisser au moins une idée sur ce point et, en même temps déraciner une erreur, qu'un antiseptique n'a nullement besoin d'être odorant pour supprimer les mauvaises odeurs. Le Dr Chautemps affirme que le sulfate de cuivre est cinq fois, et le bichlorure de mercure deux cents fois, plus désinfectant que l'acide phénique (1), et ces deux antiseptiques, autrement puissants que l'acide phénique, sont absolument inodores. N'appréciez donc plus désormais la puissance d'un antiseptique à l'odeur qu'il répand, puisqu'il est acquis aujourd'hui que les désinfectants les plus énergiques n'en ont pas.

En pratique, bon nombre de médecins ne donnent pas aux désinfectants la place impor-

(1) Chautemps, Rapport au Conseil municipal de Paris sur la désinfection et les agents à employer en pratique.

tante que je leur fais ici. Cette indifférence à l'endroit d'agents aussi actifs et souvent si précieux a le don d'indigner les personnes étrangères à la médecine. Elle a pourtant sa raison d'être et son explication.

Il est un fait digne de remarque : chaque fois qu'un médecin ordonne un remède, on attache plus d'importance à l'emploi du médicament, qu'à l'exécution des prescriptions hygiéniques qui l'accompagnent. Donnez, par exemple, une potion à un malade, toute l'attention de son entourage se concentre sur la ponctualité à faire prendre le médicament aux heures indiquées, et les conseils hygiéniques sont relégués au second plan. De même que c'est dans une fiole que l'on veut retrouver la santé, c'est dans l'usage d'un médicament, et pas ailleurs, que l'on veut rencontrer le préservatif de la contagion. Conseillez de mettre de la créosote dans une chambre de malade, ce sera fait et bien accepté par la famille. Mais voici ce qui se passe : la créosote masque toute odeur, et l'entourage du malade qui a toujours peur d'aérer néglige de le faire, ou le fait beaucoup moins, parce que l'odeur de renfermé qui renaît si facilement, ne vient plus lui rappeler, ou plutôt lui indiquer, plusieurs fois par jour de donner de l'air. De sorte qu'en définitive, la présence d'une assiette de chlorure de chaux ou de créosote, fait plus de mal que de bien.

D'autre part, il ne faut pas craindre de le dire, ces antiseptiques qui s'évaporent lentement dans l'atmosphère, ont certes une action sur les microbes, mais cette action est bien limitée, et n'est nullement comparable à celle qu'elle exerce sur les plaies. Vous comprenez en effet, que l'exposition à l'air et même la pulvérisation de solutions ou de produits qu'il faut porter directement sur les microbes pour les détruire, ne peut tuer les agents infectieux, mais, tout au plus, leur nuire et les contrarier dans leur multiplication.

Aussi, pour désinfecter l'atmosphère d'une chambre au cours d'une maladie, l'aération est autrement pratique et puissante que l'évaporation d'un antiseptique, et c'est avec raison que l'on renonce souvent aux avantages des désinfectants, pour ne pas exposer les malades à être privés des bénéfices de l'aération.

Désinfection du linge, des objets, des déjections. — Quand il s'agit de la désinfection du linge, des déjections, des objets, il n'en est plus de même. L'usage des désinfectants ou plutôt des antiseptiques, (puisque ce sont les seuls vrais désinfectants) retrouve alors toute sa valeur, et l'hygiène ne saurait y suppléer.

Pour la désinfection du *linge*, quand on n'a pas la ressource de le désinfecter à l'étuve, il faut le tremper pendant plusieurs heures dans une solution antiseptique. Vous augmenterez la puissance antiseptique du liquide en le portant à un degré voisin de l'ébullition. Il est en effet démontré aujourd'hui qu'en élevant la température des solutions, on élève leur pouvoir antiseptique. Vous désinfecterez également *tout objet* de toilette, de vaisselle, de table, d'amusement ou autre, ayant servi au malade et pouvant conserver ou emporter avec lui au dehors le germe de la maladie. — Les exemples de contagion par un jouet d'enfant ou un vêtement ne sont pas rares.

Sevestre rapportait récemment encore à la Société médicale des hôpitaux, le cas d'une jeune fille qui contracta la dipthérie par l'emploi des vêtements de sa mère morte de cette maladie depuis plusieurs années.

Enfin, dans le vase destiné à recevoir les déjections, chaque fois qu'on en fera usage, vous verserez un liquide antiseptique. Si vous avez le choix, donnez la préférence au sulfate de cuivre, un vieux désinfectant qui avait fait ses preuves avant que l'antisepsie n'ait vu le jour et que l'étude comparée des antiseptiques maintient au premier rang. — Employez une solution à 50/1000 En résumé, la désinfection de la chambre au cours de la maladie se réduit à trois points :

1° Changer l'air fréquemment par l'aération,

2° Empêcher l'air de se vicier par une propreté minutieuse.

3° Empêcher la contagion au dehors par l'emploi d'antiseptiques pour désinfecter les objets, le linge, les évacuations et le garde-malade lui-même.

Désinfection de la chambre après la maladie. — La désinfection de la chambre après la maladie est une précaution absolument nécessaire. Si des mesures ne sont prises dans ce sens, la chambre reste un foyer d'infection et ce foyer peut pendant longtemps conserver ses propriétés contagieuses.

Les gens du monde croient généralement qu'il suffit d'aérer largement pendant vingt-quatre heures, et de laisser s'évaporer du chlore pour supprimer tout danger. C'est une illusion : après la maladie, bien plus que pendant son cours, il importe de faire une désinfection sérieuse, désinfection qui comprend non-seulement la chambre, mais tout ce qu'elle renferme c'est-à-dire vêtements, linge, literies, et tout objet qui est resté pendant la maladie.

Le meilleur moyen de faire cette désinfection générale est d'employer les fumigations sulfureuses, en ayant soin de bien clore la pièce que l'on veut désinfecter.

A cet effet, non-seulement vous boucherez les ouvertures des cheminées, mais vous collerez du papier autour des fenêtres et fermerez soigneusement les portes.

Les objets meublants, la literie et les ornements ne doivent pas être déplacés. Les étoffes sont à peine altérées, comme l'a prouvé Aubert dans ses nombreuses expériences. Seuls les objets métalliques, surtout ceux en argent, peuvent se ternir, et vous éviterez cet inconvénient en les recouvrant de vaseline.

Le soufre s'emploie sous forme de fleur, à la dose moyenne de 60 gr. (1) ; on l'allume en versant sur lui, comme le recommande Pasteur, de l'alcool qu'on enflamme.

Un procédé nouveau et infiniment plus simple, consiste à faire brûler des bougies soufrées, qu'on trouve maintenant dans la plupart des pharmacies.

Aussitôt le soufre enflammé, vous vous retirez,

_____

(1) Quand il est difficile de bien clore la pièce, il faut au moins doubler la dose.

fermez la porte pour 24 heures. Après quoi vous procédez à un lavage et nettoyage complets, et vous aérez largement.

La désinfection doit, j'insiste sur ce point, s'étendre à tous les objets ; des exceptions se paient parfois si cher ! Enfin, si des vêtements, du linge ou quelque objet ont échappé aux fumigations sulfureuses, vous les soumettez à un lavage avec une solution de sublimé au 1/1000.

Telles sont, dans leur ensemble, les mesures générales que commandent l'antisepsie et l'hygiène, pour se préserver soi-même et garantir les autres des maladies contagieuses.

Ces mesures doivent-elles s'étendre avec la même rigueur à toutes les affections contagieuses? Evidemment non. Ici je ne puis entrer dans les détails sur la conduite à tenir dans chaque cas particulier ; c'est le rôle du médecin. Sachez au moins, que même dans un cas isolé absolument bénin, il faut désinfecter, car le cas le plus léger de fièvre typhoïde, peut par contagion, produire une scarlatine ou une fièvre typhoïde mortelles ; les exemples n'en sont pas rares.

Pour avoir une idée de l'influence immense de l'antisepsie, pénétrez-vous de cette pensée que tout cas de rougeole, de diphtérie, de maladie contagieuse, est amené par un autre cas de maladie contagieuse. Lorsque, par l'antisepsie, vous limitez un premier cas, vous préservez la société d'une épidémie, car le premier cas est presque toujours le début, le point de départ d'une série qui se prolonge à perte de vue ; les épidémies n'ont pas d'autre origine.

Si les mesures contre la contagion ne doivent pas s'appliquer avec la même sévérité à toutes les affections qui se gagnent, il est, d'autre part, des maladies qui commandent plus particulièrement d'insister sur certaines précautions.

Chaque microbe a en effet quelque peu son véhicule, son moyen de transmission qui lui est propre ; et les efforts de l'hygiène et de l'antisepsie doivent naturellement porter d'une façon plus directe sur le moyen dont les germes se servent pour propager le mal. La fièvre typhoïde, par exemple, se communique surtout par les matières fécales ; ce sont elles que nous nous appliquerons spécialement à désinfecter.

La variole, la scarlatine se contractent par les débris d'épiderme, par les croûtes qui se détachent du malade qui fait *peau neuve* ; dans ces maladies, nous veillerons surtout sur ce point. Chaque mode spécial de propagation appelle un moyen spécial de défense ; de là la nécessité de prendre dans certaines maladies contagieuses des mesures particulières.

III. MESURES PARTICULIÈRES A CERTAINES MALADIES.

ÉRYSIPÈLE ET SEPTICÉMIE. — Parmi les affections contagieuses, les plus meurtrières en temps de guerre, tant en raison du nombre des blessés que de la façon nécessairement hâtive dont les premiers soins sont donnés, ont été l'érysipèle et la septicémie ou fièvre septique. L'une et l'autre de ces complications se transmettent par l'intermédiaire des linges et objets de pansement, par les instruments et les doigts qui vont, sans avoir été désinfectés, d'une plaie infectée à une plaie saine. Il est en effet aujourd'hui démontré que c'est là le grand moyen de contagion. Signaler la source du mal, c'est l'étouffer dans son principe et en faire connaître le remède.

La propreté chirurgicale et l'antisepsie nous préserveront désormais de ces redoutables complications des plaies.

FIÈVRE TYPHOIDE. — La fièvre typhoïde est une des maladies qui fait le plus de victimes, et sa fréquence tient ici encore à son mode de con-

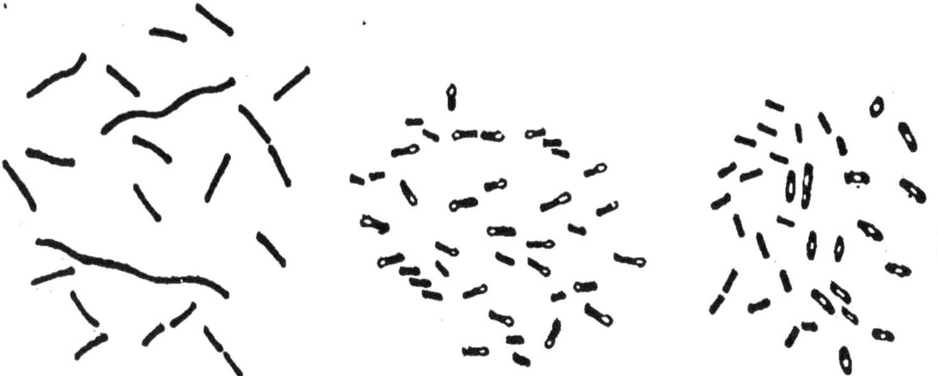

Fig. 5. — Microbes de la fièvre typhoïde à leurs différentes périodes.

tagion. Cette affection se propage surtout par les eaux empoisonnées, soit par suite d'une communication avec des fosses d'aisances, soit par le rejet de matières fécales dans les rivières.

L'observation a montré depuis longtemps la résistance du bacille ou microbe de la fièvre typhoïde, (*voy*. *fig*. 5) lorsqu'il se trouve mêlé à des déjections ; de là la puissance de contagion de cette maladie.

Après l'eau, c'est le lait qui de tous les aliments se prête le mieux à la diffusion des maladies microbiennes et surtout de la fièvre typhoïde. Le lait est en effet une boisson dans laquelle vit, se multiplie et se nourrit tout un monde d'infiniment petits. Les figures ci-jointes vous en donneront une idée. Les microbes s'y introduisent le plus souvent par l'adjonction d'eau infectée. Si personne n'ignore qu'aujourd'hui l'on boit rarement du lait pur, peu de gens savent qu'à la faveur de l'eau qu'on y ajoute, ils peuvent contracter le germe de cette maladie. Pour expliquer la présence de ce microbe dans le lait, il n'est même pas besoin d'admettre que le laitier allonge sa marchandise. L'eau qui sert à la fermière pour laver ses récipients, et qui n'a pas bouilli, suffit pour empoisonner le lait, quand la maladie règne dans la maison et que le puits est infecté par suite d'une filtration des fosses d'aisances. Le fait n'est pas aussi rare qu'on est naturellement porté à le croire. En 1870, à Islington, Ballard a relevé une série de 168 cas de fièvre typhoïde parmi les clients d'un laitier atteint lui-même de cette maladie. En 1873, à Leed, 107 personnes, à Londres 320 furent atteintes dans les mêmes conditions (1).

L'eau et le lait sont les boissons les plus naturelles ; elles tiennent une place importante dans l'alimentation du pauvre comme du riche.

C'est cet usage fréquent et si généralement répandu, qui, d'une part, fait de l'eau et du

______

(1) Roth. *La propagation de la fièvre typhoïde par le lait.*

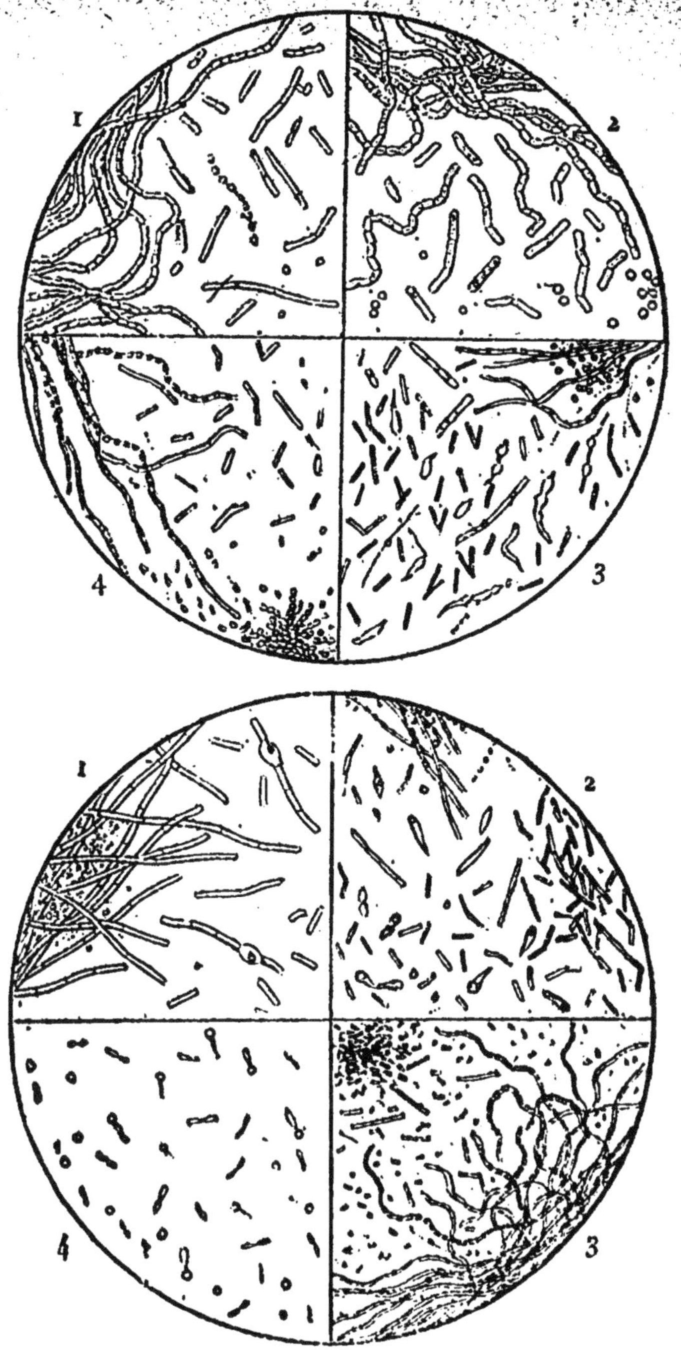

Microbes et végétations microscopiques contenus dans le lait. (E. Duclaux)

lait les agents de propagation les plus actifs des maladies contagieuses, et de l'autre commande de prendre à leur endroit de sérieuses précautions.

L'eau de *pluie* qui, en tombant, purifie l'air de ses germes et lave ensuite la terre, est peuplée de microbes.

L'eau de *rivière* comme celle des *canaux*, qui reçoit, au voisinage des villes, des immondices de toute nature, est aussi fortement chargée de microbes ; souvent elle renferme le germe de maladies régnantes (fièvre typhoïde, choléra, etc.) Le moyen de dépouiller l'eau de ses principes infectieux, consiste à la faire bouillir pendant quelques minutes. L'ébullition a toutefois le grave inconvénient d'enlever à l'eau sa saveur, et de la rendre peu agréable à boire. Aussi ce moyen n'est bon qu'à défaut d'autre ; cependent il peut être utile, surtout en temps d'épidémie, pour la purification d'eau suspecte servant à faire le café ou le thé, ou pour le pauvre dépourvu de filtre qui, après avoir purifié son eau par l'ébullition, l'aromatise en y ajoutant quelque plante (feuilles de groseiller noir ou autres à son goût).

Un procédé plus pratique est de filtrer l'eau à travers une cloison poreuse, d'un grain assez fin pour arrêter au passage les germes en suspension, en laissant passer une eau limpide et très-pure. Les filtres ordinaires ne suffisent pas, et n'arrêtent que les éléments les plus grossiers. Il faut recourir à la terre de porcelaine par exemple au filtre Chamberland (fig. 6). Ce filtre est formé d'un vase poreux allongé, qui reçoit par le robinet E, l'eau qu'il s'agit de purifier,

et d'où elle ressort dépouillée de tous ses principes infectieux (1).

De tous les filtres, le meilleur et le plus pratique est encore la terre.

« La terre, dit Duclaux, est un filtre tellement puissant qu'après un cer-
tain parcours dans les profondeurs du sol, les eaux sont complètement dépouillées des germes puisés à la surface. » Aussi les sources alimen-
tées par les eaux sont en général pures.

C'est ainsi qu'on expli-
que à la fois comment les régions uniquement des-
servies par des eaux de *sources* sont si rarement visitées par la fièvre typhoïde, et comment cette maladie renaît périodiquement chaque année dans les villes pri-
vées de ces eaux.

Si l'ébullition n'est pas un procédé toujours pratique pour purifier l'eau, il l'est constamment

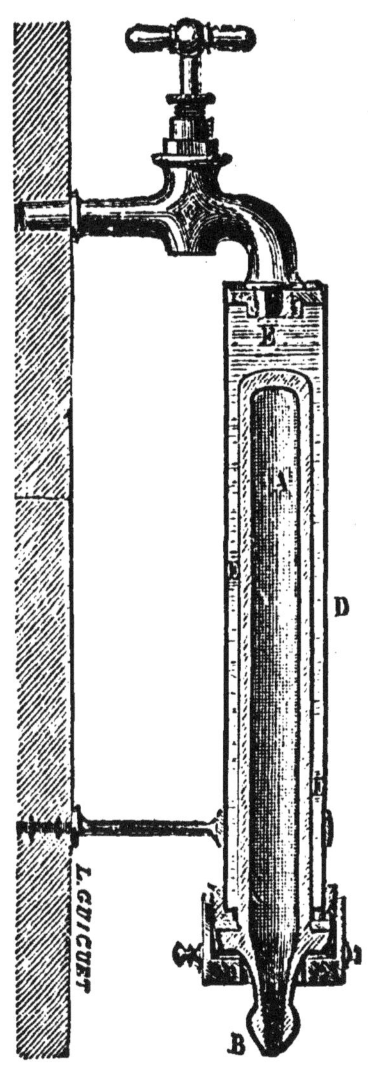

Fig. 6. Filtre Chamberland.

(1) Duclaux : *Le microbe et la maladie*.

quand il s'agit d'assainir le lait. Aussi, il ne faut jamais prendre que du lait qui a bouilli.

A l'endroit de la fièvre typhoïde, il ne faut pas seulement prendre des précautions en cas d'épidémie, car c'est une maladie qui, surtout dans les centres importants, règne d'une façon permanente. Dans votre intérieur ne faites usage que d'eau filtrée et de lait bouilli. A l'étranger, redoublez de précautions. Si les touristes ont souvent des diarrhées, des embarras gastriques, s'ils contractent des fièvres typhoïdes, il n'est pas douteux qu'ils en puisent le germe dans l'eau infectée des restaurants et des hôtels(1). C'est la distribution de certaines eaux qui ramène périodiquement à Paris la recrudescence de la fièvre typhoïde ; c'est avec raison qu'on a dit « boire de l'eau de Seine, c'est boire du poison. »

Le traitement préventif est, pour chacun, de s'assurer de la provenance et de la qualité de l'eau qu'il boit, et si comme le voyageur il n'en a pas la possibilité, de remplacer l'eau ordinaire par de l'eau minérale. Il ne doit surtout pas se contenter de l'eau de seltz qui est tout simplement de l'eau ordinaire chargée d'acide carbonique.

Quant à la contagion de la fièvre typhoïde par l'air, elle existe sans doute, mais elle est excessivement rare. Dans les hôpitaux, les fièvres typhoïdes sont confondues avec les autres et presque jamais on n'observe de contagion. Cependant, s'il est des sujets prédisposés à contracter une maladie, ce sont ceux qui sont affaiblis

(1) Voy. Brouardel, *Annales d'hygiène*, 1891.

par une autre affection ou qui sont en voie de convalescence.

D'autre part, la terreur qui tient le monde éloigné des malades atteints de fièvre typhoïde,
est chose qui fait contraste et à bon droit étonne.

VARIOLE. — L'unique mesure préventive de
la variole, celle qui délivrera notre armée de la
petite vérole, comme déjà elle en a débarrassé
l'armée allemande, c'est la vaccination, et la re-
vaccination. Un détail important à retenir au
sujet de la vaccination, c'est que ce préventif réussit même quand on a déjà contracté
le germe de la maladie. Je m'explique : le vaccin
ne met que trois jours à agir, le germe de la
variole en met au moins sept. Quand donc, on
s'est par hasard trouvé avec un varioleux, il faut
sans retard se faire vacciner ; en prenant cette
précaution, on a toute chance d'éviter la variole.
Si néanmoins on la contracte, elle est bénigne.

CHOLÉRA. — Le choléra, frappe d'une façon
aussi grave que brutale. Il se propage surtout
par les vomissements et les selles, et ces déjections, avec l'abondance qui les caractérise, souillent et infectent vêtements, linges, literies, vases,
tout ce qui est en contact avec le malade. Je mets
sous vos yeux l'agent de la contagion dans le choléra (fig. 7). Comme la fièvre typhoïde, il se
propage par les eaux qui sont empoisonnées,
soit par le fait du rejet des déjections dans
les rivières, soit par des infiltrations entre les
citernes et les fosses d'aisances.

Le choléra peut se propager au loin par des
objets, et souvent l'épidémie s'est étendue d'une
ville à une autre, en ayant pour véhicule, du linge
ou un vêtement provenant de cholérique.

La contagion par l'air ne se fait qu'à petite distance.

Les précautions spéciales à prendre en temps d'épidémie, sont bien simples. La plus impor-

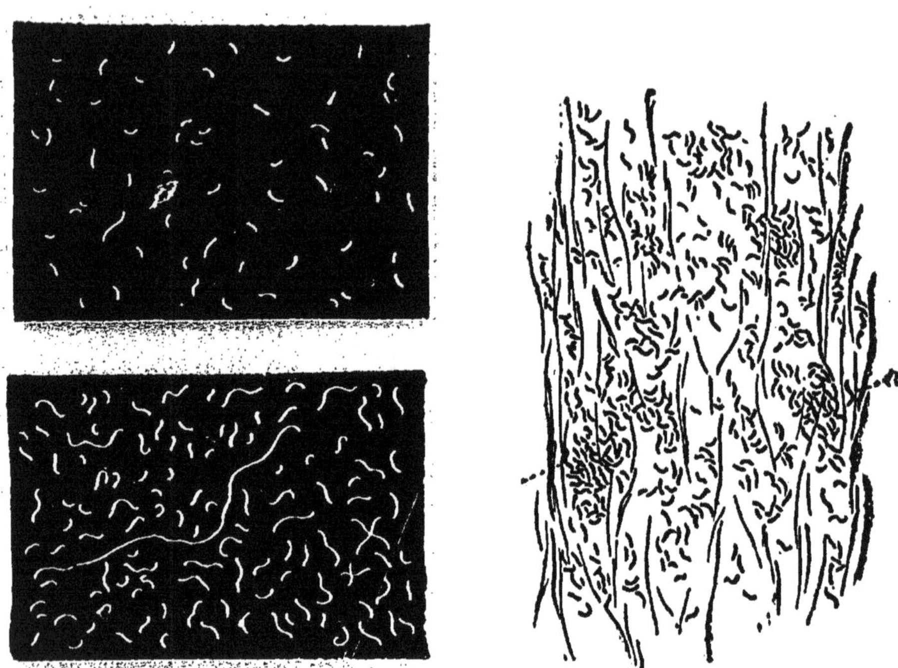

Fig. 7. — Bacille virgule sur linge humide.

tante consiste à ne boire que de l'eau purifiée par l'ébullition. C'est une façon d'introduire l'usage de l'eau bouillie dans les familles, et de la prescrire d'une manière déguisée et agréable, que de recommander l'emploi du thé chez les personnes aisées, de la tisane de groseiller noir, ou toute autre décoction chez les pauvres. Ces boissons doivent leur qualité à l'ébullition qui les assainit et les rend propres à la consommation.

Désormais vous ne serez plus étonnées si, en

temps d'épidémie, vous entendez que les médecins recommandent l'usage de boissons différentes. Le goût, le nom des tisanes peut varier, l'essentiel c'est que la tisane ait bouilli.

Vous prendrez à l'égard du lait si souvent adultéré, les mêmes précautions qu'avec l'eau.

L'eau n'infecte pas seulement le lait ; en servant pour l'arrosage, elle peut encore infecter les fruits et les légumes qui poussent au niveau de la terre. En temps d'épidémie, vous prendrez donc encore des précautions à cet endroit : je vous signale particulièrement les fraises que les jardiniers arrosent si volontiers.

Enfin aux premiers symptômes de troubles de l'estomac ou de l'intestin, prenez l'avis d'un médecin, car il est important de se débarrasser au plus tôt d'un malaise qui prédispose à contracter la maladie régnante.....

Il est encore d'autres affections contagieuses sur lesquelles votre attention doit être appelée, mais c'est bien plus en raison de leur gravité que des mesures spéciales qu'elles réclament ; ce sont la *scarlatine* et la *diphtérie*.

SCARLATINE. — Cette maladie quelque bénigne qu'elle soit en apparence, demande des soins assidus et longtemps continués, tant dans l'intérêt du malade que de la société.

Ces soins doivent être dirigés du côté de la contagion, car le sujet perd des écailles, ou au moins, des poussières épithéliales qui tombent dès le sixième jour, et cet insensible changement de peau, dure en moyenne trois semaines.

Des mesures doivent également être prises contre les sources de refroidissement ; pendant la convalescence, il importe de les continuer, car la maladie a des complications tardives dans lesquelles le froid intervient pour une grande part.

LA DIPHTÉRIE. — La diphtérie est une affection encore bien autrement meurtrière ; elle est, je dirai, d'un caractère tout-à-fait traître, tant les apparences vous laissent dans une dangereuse sécurité.

C'est dans cette maladie surtout que toute communication avec le dehors doit être interrompue, que la maison doit être à *l'index* ; je comprends parfaitement que l'on mette comme en Belgique, en Allemagne, en Autriche, une pancarte sur la porte de l'habitation infectée. La pancarte sans doute est préjudiciable aux intérêts particuliers, mais elle devient la sauve-garde de la société.

La contagion se fait par les fausses membranes sous forme de particules très-minces; ces particules se glissent partout. Il n'est pas rare qu'elles s'attachent aux vêtements des parents qui soignent ou viennent voir le diphtérique, et que par cet intermédiaire elles propagent le mal ; de là, le danger des visites. Pour l'éviter il faut la clairvoyance et l'expérience d'un médecin.

La diphtérie n'atteint pas seulement la gorge ; ses germes se déposent et sèment la maladie partout où ils trouvent la moindre fissure ou petite plaie ; il suffit d'une excoriation à l'œil ou au nez, pour que le mal s'y localise. En temps de guerre, il n'est même pas rare que la diphtérie vienne infecter les blessures et couvrir de fausses membranes les plaies de nos soldats.

Quant aux mesures à prendre par ceux qui soignent les diphtériques, outre les précautions ordinaires, nous conseillons aux garde-malades, de se gargariser matin et soir avec de l'eau boriquée (acide borique, 10 grammes, eau chaude 300 grammes), et même de se laver la figure avec cette solution, quand le malade, en toussant, projette des débris de membranes sur le visage.

TUBERCULOSE. — Il est une maladie qu'il faut désormais ranger parmi les affections contagieuses, et dont la présence à cette place va vous étonner, c'est la tuberculose.

La contagion de la pthisie est aujourd'hui tout-à-fait démontrée. Cette découverte acquise, la question qui s'en dégage et s'impose, est de savoir le mode de propagation de la tuberculose, et surtout les mesures préventives à opposer à ses ravages et à ses progrès.

L'année dernière au mois d'octobre, l'Académie de médecine, pénétrée de l'importance sociale de la question faisait connaître dans un rapport, les précautions à prendre contre la tuberlose.

« La source contagieuse la plus fréquente et la plus redoutable, dit Villemin (1) réside dans les *crachats* des pthisiques. A peu près inoffensifs tant qu'ils restent liquides, ils deviennent dangereux, lorsqu'ils sont réduits en poussière.

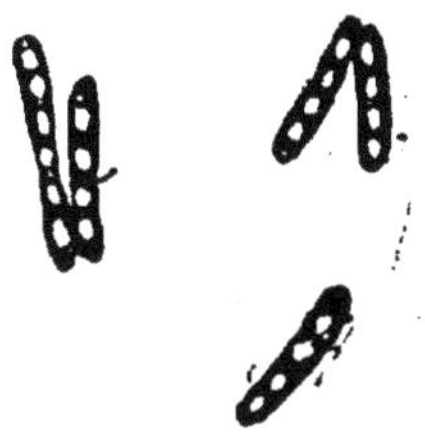

La figure ci-jointe montre les produits de l'expectoration de phtisiques (fig. 8).

Fig. 8. Bacille de la tuberculose

Les crachats passent promptement à l'état

(1) Villemin, *Etudes sur la tuberculose*, Paris 1868.

poussière lorsqu'ils sont projetés sur le sol ou les planchers, lorsqu'ils souillent les vêtements, les objets de literies, lorsqu'ils sont reçus dans des mouchoirs, des serviettes. C'est alors, que desséchés et pulvérulents, ils sont mis en mouvement par le balayage, l'époussetage et le brossage des étoffes, des meubles des vêtements. Cette poussière, suspendue dans l'air, pénètre dans les bronches.

Elle conserve sa vitalité, ses propriétés contagieuses pendant plus de six mois, et, si elle tombe sur une muqueuse enflammée, où l'épithélium malade n'est plus un rempart contre l'agent infectieux, elle a des chances d'y amener la pthisie. C'est ainsi qu'un *rhume négligé* peut devenir le point de départ de la tuberculose.

Il est d'autres sources de contagion ; telle est par exemple la matière qui s'écoule d'un abcès par congestion, d'une tumeur blanche qui suppure, mais c'est à celle qui est la plus abondante, la plus fréquente, la plus facile à supprimer, que je veux m'arrêter.

Il importe en effet que cette donnée nouvelle de la science et de l'expérience, *la contagion de la tuberculose par les crachats* soit bien connue du public. Les gens du monde savent déjà d'une façon vague que la pthisie est contagieuse ; ils commencent même à appréhender, sinon à craindre, le voisinage des tuberculeux. L'heure est venue de les éclairer, de leur montrer où est le danger, et surtout, de leur indiquer où est le remède ou plutôt le préservatif de la contagion. Alors ils pourront sans péril et sans crainte continuer à donner à leurs chers pthisiques leurs soins dévoués et intelligents.

La contagion de la pthisie par les crachats, a, dans l'hygiène publique, une importance de premier ordre. Il faut user de toute circonstance pour l'exposer et la faire connaître. C'est pourquoi j'en parle un peu longuement.

Le Dr Marfan a observé une véritable épidémie de pthisie pulmonaire dans les circonstances suivantes :

« Dans un bureau ordinaire, vingt-deux employés travaillent huit heures par jour ; un commis devient pthisique, se met à tousser et à cracher pendant plusieurs mois ; et, comme c'est trop l'habitude dans les bureaux, crache constamment sur le plancher. Quelque temps plus tard, un second employé est pris à son tour, et, en l'espace de quatre ans, sur vingt-deux employés, quatorze meurent de pthisie pulmonaire. (1)

La contagion et son véhicule sont ici, ce me semble, suffisamment démontrés.

A une source de contagion aussi fréquente et aussi dangereuse, le remède est trouvé. Il consiste à surveiller les pthisiques, à ne les laisser ni jeter leurs expectorations un peu partout, ni en remplir des mouchoirs et des serviettes ; il consiste en un mot à leur faire prendre l'habitude de se servir de crachoirs et à vider leurs crachats, soit dans le feu qui purifie tout, soit dans les cabinets d'aisances, où la putréfaction détruit le bacille de Koch ; ainsi s'appelle le microbe de la tuberculose.

Il faut suivre la même pratique pour les produits de suppuration de l'abcès froid et de la tumeur blanche.

(1) Marfan *Semaine médicale*, octobre 1889.

Sans doute, faire entrer cette notion de la contagion dans le monde, c'est jeter quelque peu l'effroi dans les familles.

Mais, sans parler, comment limiter le mal et prémunir la société. Comment faire de la médecine préventive sans expliquer sur quel point

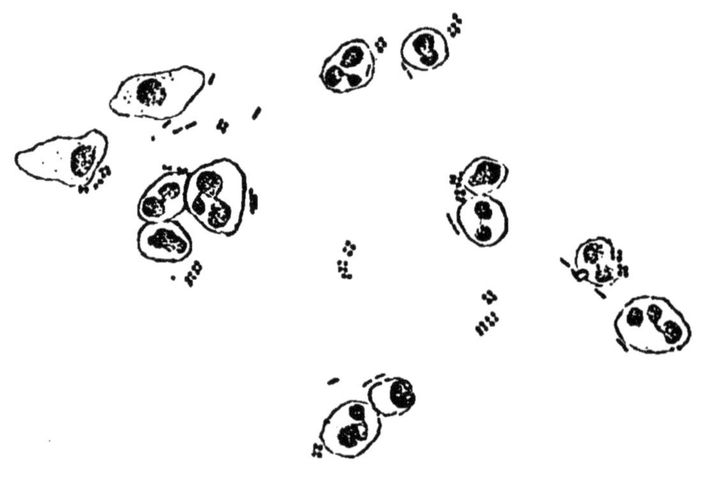

Fig. 9. — Crachat tuberculeux.

doivent porter les mesures préservatives, comment obtenir la destruction des crachats si on n'indique pas la raison de cette pratique?

Il est mille fois préférable de dire sans détour chez un pthisique, ce qui est redoutable, c'est le crachat et rien que le crachat; ce n'est ni le contact, ni la cohabitation, ni l'haleine ni les sueurs (1).

On rassure et on instruit l'entourage.

D'ailleurs cette notion n'est pas tout-à-fait inconnue du public.

(1) Marfan, *loc. cit.*

Dans certains pays, après la mort d'un pthisique, ses hardes sont brûlées, et le rabot ratisse scrupuleusement le plancher, parceque les commères prétendent qu'il suffit de marcher pieds nus sur le crachat d'un poitrinaire pour attraper son mal (1).

Vous retiendrez donc qu'en ce qui concerne la pthisie, le danger est dans l'expectoration, et le remède dans la destruction des produits de l'expectoration.

Mesdames, j'ai fini.

Ces conférences vous ont montré la vérité de l'axiome : « *Petite cause grands résultats* ». Elles vous ont prouvé qu'en médecine il n'y a pas de petites choses, et, qu'il ne peut se rencontrer que des esprits trop petits, trop étroits pour les comprendre et pour en saisir l'importance.

« Petite cause, grands effets » est une notion qui a du mal à entrer dans les esprits. Cette idée a, chez les savants, rencontré la même résistance que chez les gens du monde et, il a fallu du temps pour admettre et reconnaître le rôle du microbe dans les maladies : Jugez-en vous-mêmes.

En 1850. Davaine constate dans le sang des animaux morts du charbon, l'existence de petits bâtonnets plus minces qu'un fil, ne mesurant que cinq à six millièmes de millimètre (2).

---

(1) Brissaud. *Histoire des expressions populaires de la médecine.*

(2) Davaine. Société de Biologie, 1850 — *L'œuvre de Davaine*, Paris 1889.

Quelle influence pouvait avoir un corps si petit sur la production d'une maladie qui faisait tomber comme des mouches, les moutons, les bœufs et l'homme lui-même. Comment, en effet, admettre qu'entre un organisme puissant et résistant comme celui du bœuf, et un être presque invisible comme ce petit bâtonnet, pouvait s'établir une lutte où celui-ci avait raison de celui-là (1) ».

Dix années se passent ; vers 1860, Pasteur démontre que c'est un petit bâtonnet des plus grêles, semblable à celui observé dans le charbon, qui fait tourner le lait et rancir le beurre. Cette découverte est pour Davaine une véritable lumière : il reprend ses études antérieures, éclairé par les travaux de Pasteur, il découvre que c'est à ce misérable petit bâtonnet qu'il a vu dix années auparavant, qu'est dû le charbon.

Cette découverte a été le point de départ de l'étonnant mouvement scientifique qui depuis vingt ans, fait marcher la médecine d'un pas si rapide.

En hygiène comme en science, il faut plus que jamais se pénétrer de la vérité de l'axiome « *Petite cause, grands effets* ».

Ce sont les petits soins qui font la santé, comme il font l'éducation de l'enfant. Quand la maladie arrive, ils conservent toute leur valeur et ont une grande part dans le traitement. C'est pourquoi, infirmières et infirmiers, affiliés de la Croix rouge à quelque titre que vous soyez, votre modeste fonction est importante, les petits soins que vous donnerez produiront d'immenses résultats.

(1. Duclaux. — *Le microbe et la maladie.*

Quatrième Conférence.

HYGIÈNE DU LIT ET DU SOMMEIL. — TOILETTE DU MALADE. — MISSION DE LA GARDE-MALADE.

« Comme on fait son lit on se couche, et, comme on se couche, on dort ». La charité fait au garde-malade un devoir de suivre ces préceptes de la sagesse des nations, en traitant son prochain comme lui-même.

I. — HYGIÈNE DU LIT.

Position du lit. — Un lit de malade doit être bien dégagé; si l'hygiène peut avoir les expressions et les exigences de la mode, je dirai qu'il doit être un *lit de milieu*. Cette disposition donne beaucoup de facilité (*Fig.* 10) pour l'aide et les soins à porter aux malades, comme pour les pansements des blessés. D'autre part, elle ne confine pas le sujet qui tient le lit dans le coin d'une chambre dont il empoisonne l'atmosphère à la fois par son haleine fiévreuse, ses transpirations et ses exhalaisons malsaines. En même temps qu'un air se renouvelant sans cesse, le patient reçoit la lumière, et réalise ce besoin de soleil, plus vif encore chez l'homme souffrant que chez l'homme sain, que Michelet a si bien traduit dans cette délicieuse expression : « De toutes les fleurs, la fleur humaine est celle qui a le plus besoin de soleil ».

La place du lit et sa disposition sont des détails si pratiques que d'eux dépendent en grande

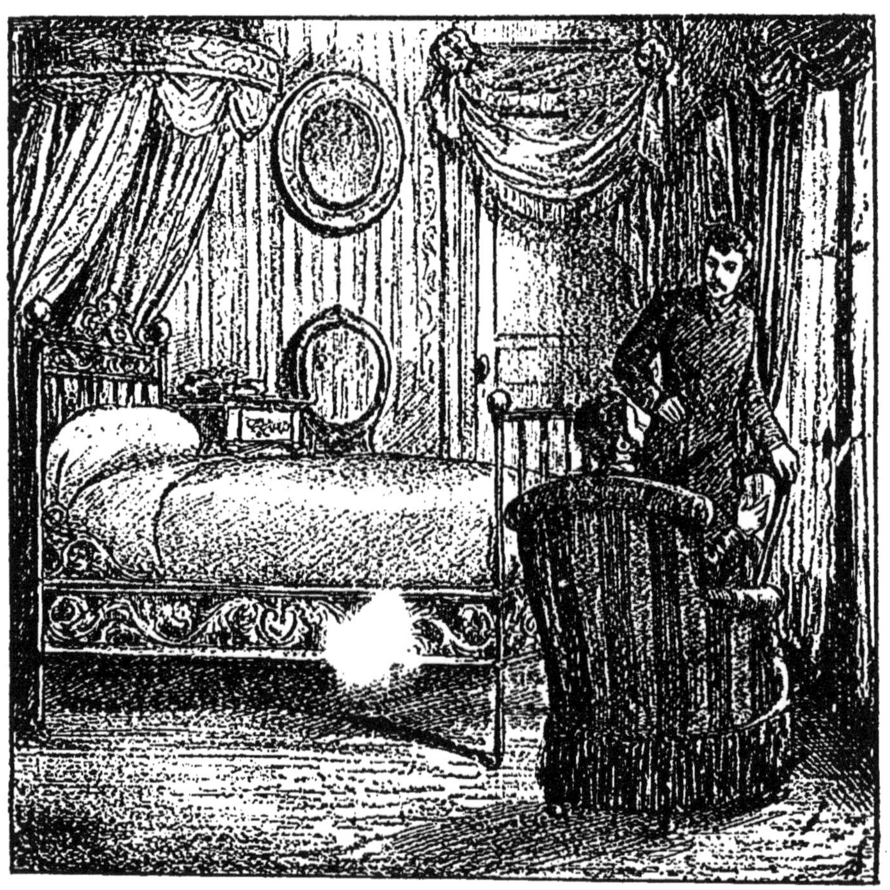

Fig. 10. — Lit conforme aux lois de l'hygiène.

partie la quantité et la qualité de l'air, le degré de pureté de l'atmosphère que le malade respire. Or, quand l'air manque, ni le régime, ni les remèdes ne sauraient y suppléer.

Aussi, dans une maladie de quelque gravité, comme dans toute affection contagieuse, sous prétexte de bien-être, ne tolérez jamais les rideaux de lit. C'est un confort nuisible et dangereux ; *nuisible*, parce qu'il prive le sujet d'air qui est, je le répète, le premier et le meilleur des médicaments ; *dangereux*, parce que les rideaux conservent les microbes dans leurs plis, parce qu'ils deviennent des foyers permanents d'infection, et souvent l'origine de nouvelles épidémies.

Quant au *genre* de lit, les lits en fer sont ceux qui conviennent le mieux aux malades comme aux blessés. Ils présentent sur ceux en bois, l'avantage d'être à la fois faciles à déplacer, à entretenir et à désinfecter.

Composition du lit. — Sur ce point, l'attention de la garde-malade pour ne pas s'égarer dans des détails de peu d'importance, doit s'arrêter sur l'oreiller, les couvertures, l'édredon et le coussin en caoutchouc.

L'oreiller le plus doux et le plus souvent recherché, est celui en plumes ; cependant il est absolument à rejeter, en raison de la chaleur et de l'afflux du sang qu'il entretient à la tête.

Cet oreiller est mauvais, non-seulement pour les vieillards et les enfants, mais pour tous ceux qui ont le cerveau congestionné. Un hygiéniste, qui peut-être en exagère les dangers, a écrit que le nombre des méningites et des apoplexies fomentées par cette cause, est plus considérable qu'on ne le croit.

Les oreillers hygiéniques sont en crin, en balle d'avoine ou en zostère. Ils maintiennent la tête à un état de fraîcheur dont le malade apprécie surtout le bien-être lorsqu'il éprouve la chaleur et les douleurs de tête que donne la fièvre.

Dans le cours des maladies, l'oreiller a des destinées bien différentes qui varient suivant que le sang manque ou afflue au cerveau.

Parfois il doit être supprimé pour mettre le malade dans la position horizontale; c'est ce qui a lieu dans le cas de défaillance, de syncope, à la suite de perte de sang, d'émotion, d'opération. Bien plus souvent, il doit, au contraire, être renforcé pour donner au patient l'attitude presque assise, et il en faut alors une véritable *pile*. C'est l'attitude qui convient chaque fois qu'un malade respire difficilement, dans l'oppression liée aux accès d'asthme comme dans celle qui dépend d'une maladie de poitrine ou d'une affection du cœur. La position assise est également indiquée dans les cas de crachement de sang et d'attaque d'apoplexie.

La question des *couvertures* se réduit pour beaucoup de garde-malades à couvrir fortement, presque toujours trop chaudement. Cette pratique est aussi pénible pour le malade qu'elle est anti-hygiénique.

Surcharger un fiévreux d'épaisses couvertures, c'est augmenter la fièvre par la chaleur qu'on ajoute à la chaleur déjà excessive du corps, c'est exagérer les sueurs, c'est enfin mettre le sujet dans un état de malaise, dont tous ses efforts tendent à le faire sortir; car dans sa fièvre presque constamment, en effet, il cherche à se découvrir, ou au moins, à s'alléger du poids qu'il supporte.

Le bien-être et l'hygiène sont d'accord pour remplacer les couvertures épaisses par des couvertures légères et plus nombreuses ; le nombre vaut mieux que le poids. Dans ces conditions, elles réchauffent sans accabler par leur lourdeur. Quand il s'agit de malades agités ou indociles, il est important qu'ils restent bien couverts.

L'usage qui consiste à border le lit, c'est-à-dire à faire passer les couvertures sous le premier matelas, empêche le plus souvent de se découvrir ; mais ce moyen vous serre et vous enlève la liberté des mouvements ; mieux vaut utiliser dans ce but des *pages* ou agrafes démodées qui servaient jadis à relever les robes.

L'édredon est un luxe regrettable, dont l'usage habituel rend sensible au froid.

Comme tous les objets de plumes, l'hygiène le repousse ; elle ne voit en lui qu'un mauvais moyen de se préserver contre le froid et qu'un réceptacle de toutes sortes de miasmes, à juste titre bien suspect.

Les coussins en caoutchouc sont des réservoirs élastiques remplis d'air ou d'eau qui trouvent ici leur place, parce qu'ils doivent entrer dans la composition du lit de tout sujet qui fait une maladie de longue durée (*voy. fig.* 11 et 12).

Ils sont destinés à prévenir les plaies qui surviennent à la suite d'un séjour prolongé au lit.

Dans ces dernières années, l'industrie a beaucoup varié et perfectionné ces appareils en caoutchouc ; l'on a même fait des matelas en caoutchouc (*voy. fig.* 13). Malheureusement, les personnes qui peuvent faire des acquisitions aussi coûteuses sont rares, et, dans la pratique, il faut le plus souvent savoir s'en passer.

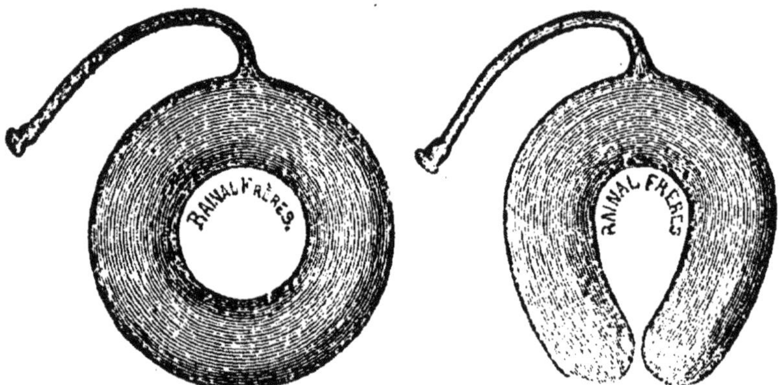

Fig. 11. — Coussin à air en caoutchouc.

Fig. 12. — Le même modifié pour des malades d'un certain embonpoint.

On y arrive en conservant le malade dans une

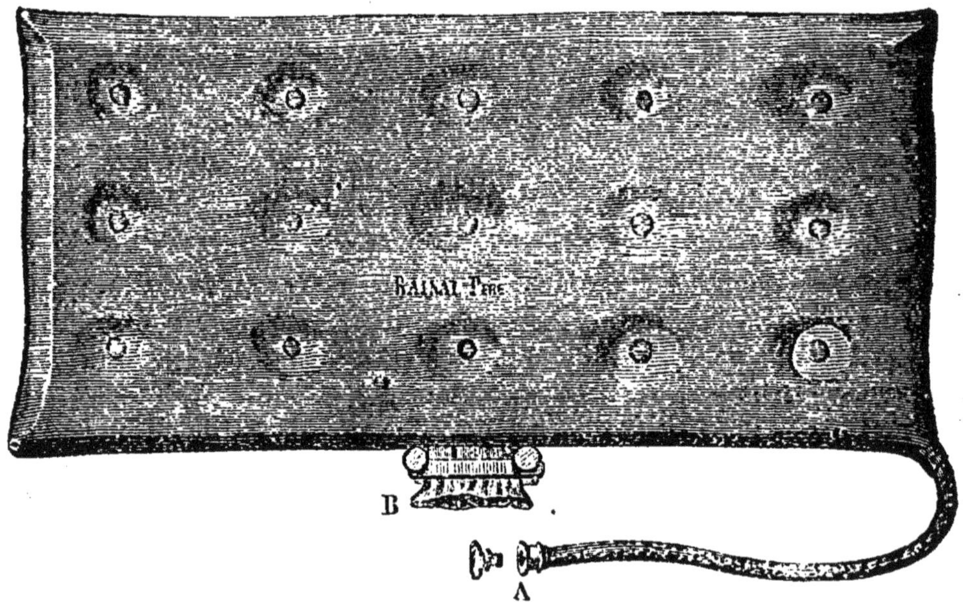

Fig. 13. — Matelas d'eau pour les malades atteints de fractures multiples, d'érysipèles ou de phlegmons diffus des membres inférieurs.

rigoureuse propreté, et en le garnissant de façon à pouvoir renouveler le linge dès qu'il est souillé.

La *garniture du lit* nous amène à parler de la manière de faire le lit.

Manière de faire le lit. — Les lits des malades graves comme des blessés, doivent généralement être garnis. Pour cela il suffit de mettre à l'endroit du siège ou de la région blessée, une toile cirée et un drap plusieurs fois double. Cette simple précaution vous permet de changer le linge sans renouveler les draps, autant de fois que la propreté, ou l'antisepsie l'exige.

Pour renouveler la garniture du lit chez un malade qui ne peut s'aider, il faut demander le concours d'une autre personne, et tout disposer pour rendre la plus brève possible, cette séance qui souvent est une source de souffrance et de fatigue.

A cet effet, l'on se sert d'une *alèze* qu'on roule sur elle-même.

L'*alèze* est un linge assez épais fait avec de vieux draps doublés et cousus ensemble.

Les infirmières se placent chacune d'un côté du lit. L'une d'elles pousse l'alèze qui est sale du côté opposé et passe sous le malade l'alèze propre. Puis rapidement, elle étale en l'unissant l'alèze, ou à son défaut, le drap plié en double, pendant que l'autre infirmière aide le patient à se soulever. Les alèzes souvent renouvelées dispensent de changer fréquemment de draps.

Cependant l'état du malade l'exige parfois.

Le *changement de draps* réclame encore plus de méthode et de précautions. C'est un point de pratique délicat et difficile à exposer.

Ici encore, commencez par rouler le drap propre aux deux tiers dans le sens de la longueur.

Prenez ensuite le drap sale par l'un de ses côtés, roulez-le également suivant sa longueur, aussi loin que possible sous le malade. Priez le patient de se coucher sur le côté, et, au besoin, aidez-le dans ce mouvement.

Reprenez alors le drap propre déjà roulé et glissez-le jusqu'à ce qu'il regagne le drap sale.

Demandez alors au malade de se remettre tout doucement sur l'autre côté ; quand il aura pris cette position, il ne vous restera plus qu'à tirer le drap sale désormais dégagé, et à dérouler le drap propre qui, dans cette manœuvre aura passé sous le siège du malade.

Si le sujet peut se soulever, le changement de draps fait avec méthode est donc facile, même seule. S'il ne peut le faire, le concours d'une autre garde-malade suffira pour vous tirer d'embarras.

II. — HYGIÈNE DU SOMMEIL.

Le sommeil est un état dans lequel l'organisme trouve un moyen naturel de se reposer et de se refaire. L'homme qui souffre a, plus encore que l'homme sain, besoin de ce repos vivifiant et réparateur.

La garde-malade doit donc faire tous ses efforts pour le favoriser et l'amener chez ceux dont elle a la charge. A cet effet, elle veillera à ce que le malade ne prenne vers le soir aucune boisson excitante, tels que le thé et le café, et lui évitera toute inquiétude, toute conversation énervante. Quand l'insomnie survient, elle doit en avertir le médecin qui s'appliquera à y porter remède. Le sommeil a une action très-importante sur la marche des maladies, et une action souvent décisive sur leur terminaison. Il n'est pas seulement précieux en raison de la façon rapide et agréable dont il fait écouler les heures, il est surtout à rechercher en raison de ses effets bienfaisants et toniques. Locke l'a dit avec raison : « Le sommeil est le plus excellent cordial que la nature ait préparé pour l'homme. » L'organisme, lorsqu'il est malade, en sent plus que jamais les bienfaits et la puissance.

Le devoir de la garde-malade est donc de laisser dormir les patients. Pendant ces moments où la nature, laissée à elle-même, retrouve dans ses propres ressources des éléments de réparation et de force, tout médicament, toute boisson sont suspendus. Le repos y supplée, et avec avantage.

Si l'heure indiquée pour prendre un remède est arrivée, peu importe. Sauf avis contraire du médecin, n'hésitez pas à retarder le moment de son administration, et attendez le réveil.

Le plus souvent la nuit d'un malade fiévreux est mouvementée ; s'il trouve le repos, son sommeil est agité, parfois même accompagné de délire. Dans ces circonstances soyez sobre de paroles et d'intervention, le silence est d'or. Quand il faut parler, répondez autant que possible dans le sens du malade. Si le sujet fait des mouvements, ne les contrariez pas sans nécessité ; ne vous y opposez que s'il tente quelque effort pour sortir du lit, ou s'il court quelque danger de se blesser. Dans le cas de cauchemars ou d'idées effrayantes, tâchez d'éveiller le malade et de le rappeler à la réalité. Si vous ne pouvez y réussir, essayez de comprendre, de diriger le rêve, de calmer les frayeurs et de porter son imagination sur un autre objet, mais soyez toujours brève, car un malade en délire entend et écoute quelques mots, mais souvent ne comprend pas une longue phrase.

Le conseil est pratique et peut à l'occasion être bien utile. Je me rappelle avoir veillé à l'hôpital St-Martin à Paris un de mes amis et compagnons d'armes atteint de fluxion de poitrine double, et être ainsi parvenu à dissiper des cauchemars vraiment épouvantables. Lorsque le délire est furieux, que la surveillance devient plus difficile, il est sage de mettre une personne de chaque côté du lit pour maintenir le malade. Si ce moyen ne suffit pas, il faut pour retenir le délirant au lit, lui passer et tenir sous les bras une nappe qui limite ses mouvements, en même temps que mettre à la hauteur des genoux un drap tordu sur lui-même et lié autour du lit. Cette manière de faire remplace presque toujours et avec avantage, la camisole de force pourtant parfois nécessaire.

Sommeil du matin. — Quand la nuit a été agitée, que les calmants sont restés sans effet, ne désespérez pas encore de procurer quelque repos à votre malade.

Le commencement de la journée est un moment particulièrement favorable au sommeil des fiévreux ; c'est l'heure où la fièvre est naturellement moins forte, et où l'organisme harassé est comme anéanti.

Si le malade trouve un soulagement au malaise général, à la soif, à cette bouche épaisse et mauvaise qui le tourmentait ; s'il obtient autour de lui le silence et la nuit, il a toute chance qu'il ait vers le matin un peu de repos et de sommeil. Ces conditions sont faciles à réaliser. La garde-malade procurera dans une toilette sommaire le soulagement et le mieux-être auquel le malade aspire.

Cette toilette consistera à le changer de position, à arranger un peu l'oreiller et le lit, à lotionner la bouche, à donner quelque boisson rafraîchissante et, je le répète, ces soins élémentaires procureront un véritable bien-être, souvent même le sommeil. Toutefois ces soins matinaux ne sont pas suffisants ; lorsque le malade a reposé, le moment est venu de faire sa grande toilette.

III. — TOILETTE DU MALADE.

La toilette du corps est d'autant plus nécessaire qu'en général une maladie exagère les fonctions de la peau, et que le sujet atteint de fièvre, s'infecte et s'empoisonne dans sa sueur.

Lorsque pour un bébé de quelques mois à peine, s'impose la nécessité de faire la toilette du corps, sa mère n'hésite pas à renouveler ses langes souillés, à le laver, à le nettoyer minutieusement, et jamais baby ne contracte de maladie à être lavé ou changé.

Ce qui est vrai et se fait chaque jour sans hésitation pour des êtres petits et délicats, s'applique et doit se faire dans le cas de maladie à tous les âges de la vie. Chaque matin, il faut laver à l'eau tiède la figure et les mains des malades, passer l'éponge partout où il y a souillure accidentelle.

L'addition d'alcool, ou mieux d'eau de Cologne ou de vinaigre aromatique est à conseiller. Les ablutions, loin de déplaire aux patients, leur procurent un bien-être qu'ils se plaisent à reconnaître. Achevez en essuyant avec une serviette éponge ou un linge chaud.

Laver est le premier temps de la toilette ; changer de linge est le second.

Le *changement de linge* est une pratique qui a contre elle plusieurs préjugés.

Il en est un qui prétend que le linge propre *affaiblit*. Il n'est pas à réfuter, il n'a rien de fondé.

Un autre plus enraciné et plus grave c'est que le *linge blanc de lessive* est très dangereux pour les malades. Cette erreur se traduit dans la pratique par l'habitude de conserver dans le cours des maladies son linge de corps pendant plusieurs jours, parfois même aussi longtemps que dure la fièvre. De fait, quand on change la toilette d'un malade, il existe un danger, celui d'arrêter la transpiration en lui mettant un linge frais sur la peau en sueur. Mais ce danger est assez facile à éviter en pratique puisqu'il suffit de chauffer le linge avant de l'appliquer.

Les draps, comme le linge de corps se renouvellent sans le moindre risque dans ces conditions.

Si le fiévreux est en transpiration, essuyez lui le corps avec une serviette, un linge bien chaud, et vous le délivrerez du même coup d'un bain de sueur malsaine dans lequel il serait resté peut-être longtemps.

Au moment du renouvellement ou de l'arrangement du lit lorsque le malade se lève, enveloppez-le dans une couverture bien chaude, veillez à ce que les jambes soient bien couvertes, et suivant ses forces, portez ou conduisez-le auprès du feu.

Toilette de la bouche. — La toilette n'est pas encore terminée. A l'état normal, chaque jour nous nous nettoyons les dents et employons un dentifrice quelconque. Ce qui est chez nous une habitude quand nous sommes en bonne santé, à plus forte raison devons-nous le faire lorsque la fièvre nous donne une bouche amère et pâteuse.

Il faut même parfois faire davantage. Lorsque la langue est épaisse et chargée, que l'enduit qui la recouvre se détache difficilement, il ne suffit plus de se rincer la bouche avec de l'eau aromatisée à l'eau de Botot ou de Cologne, il faut alors se nettoyer ou plutôt nettoyer la langue du malade, soit en la raclant avec une baleine ou mieux un gratte-langue, soit en la frottant avec un linge dur.

Ces soins de toilette demandent d'autant plus de temps que le malade est dans un état plus grave et ne peut s'aider ; ils occasionnent une véritable fatigue et réclament force attention et précautions de la part de la garde-malade.

Ces précautions consistent à lui faire prendre une boisson cordiale, tels qu'un verre de vin généreux ou du café chaud, à le laisser reposer de temps en temps, à faire par exemple une pause entre la toilette du corps et celle du lit, et à la répéter aussi souvent que la faiblesse du sujet le demande.

Indépendamment de ces soins de toilette,

il en est d'autres qui s'imposent à la garde-malade chaque fois que l'alitement dure quelque temps.

Inconvénients et dangers de l'alitement prolongé. Le séjour prolongé au lit présente des inconvénients et des dangers de différentes natures que les infirmières doivent connaître pour s'appliquer à les prévenir dans la mesure du possible.

1° Le seul fait d'un alitement prolongé expose les malades à *l'engorgement des poumons.*

Le remède préventif consiste à varier la position des malades alités, à le faire souvent, et à l'exiger (la chose en vaut la peine), malgré les résistances que l'on peut rencontrer.

Ce conseil est important chez le vieillard comme chez l'enfant ; aux deux extrémités de la vie, le poumon a une tendance particulière à s'engorger. C'est pourquoi le lit ne vaut rien pour les malades âgés, et, s'il est bon pour les enfants à cause de l'égalité de température et du calme qu'ils y trouvent, c'est à condition qu'on prenne souvent le petit malade dans ses bras ou au moins le change de position.

Chez l'adulte, dans les maladies graves, ce conseil a également sa valeur. Si dans la fièvre typhoïde l'on constate fréquemment des complications du côté des poumons, c'est souvent faute de ne pas avoir pris à leur endroit cette précaution pourtant élémentaire, et d'avoir laissé ces malades affaiblis par la fièvre, garder une position qu'ils n'ont pas la force et n'éprouvent d'ailleurs pas le besoin de modifier.

2° Le changement de position est en même

temps le traitement préventif d'un autre danger de l'alitement; je veux parler des *plaies de position*.

Le séjour prolongé au lit, surtout lorsque les soins de propreté sont d'une exécution difficile, amène souvent à la fin des maladies, une complication aussi redoutable qu'elle est douloureuse et gênante. Ce sont des plaies qui occupent habituellement le siège; la peau sans cesse souillée par les urines ou les selles involontaires, s'irrite et finit par s'ulcérer.

Le meilleur moyen de prévenir ces complications consiste à varier les attitudes, à entretenir une propreté exquise, à faire usage du matelas d'eau dès le début d'une maladie qu'on prévoit devoir être de longue durée.

Lorsqu'un malade a des selles involontaires, il réclame encore d'autres soins. Ces soins consistent à appliquer sous le siège des draps pliés en huit à les renouveler souvent, de manière à le tenir le plus possible au sec, à mettre de la vaseline sur la peau et à soupoudrer avec de la poudre de riz d'amidon ou de talc.

L'alèze en caoutchouc (*fig.* 14) remplace avec avantage ces soins minutieux et difficiles à donner.

Dès que la moindre rougeur paraît et fait craindre une petite plaie qui soit une porte d'entrée à l'infection, redoublez de précautions à appliquer toutes ces mesures hygiéniques, faites des lotions antiseptiques pour empêcher toute complication de nature microbienne, et attirez sur ce point l'attention du médecin.

3° Le séjour au lit exerce une influence sur l'état général; l'opinion du peuple qui prétend que *le lit affaiblit*, n'est pas sans fondement.

Les soins préventifs consistent à réagir contre la tendance et l'habitude de laisser un malade au lit toute la journée dès qu'il est atteint de

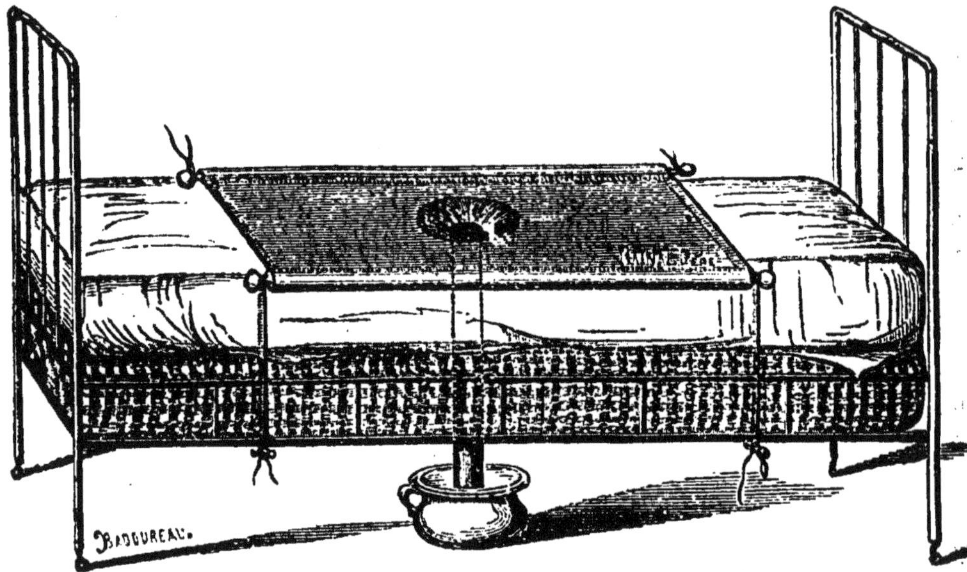

Fig. 14. — Alèze en caoutchouc (Rainal).

fièvre ou d'une maladie grave. De même à l'époque de la convalescence, insistez pour le faire lever de bonne heure ; qu'il ne reste que quelques minutes assis, si ses forces ne lui permettent pas davantage, mais au moins que pour un instant il quitte le lit à cette période de la maladie. Les fauteuils de malades aujourd'hui si commodes et si perfectionnés par Dupont rendent de grands services (*fig. 15 et 16*).

Un moment arrive où, loin d'exciter les sujets à se lever, la garde-malade doit les empêcher de faire des imprudences, et tenir à ce que dans l'après-midi ils se reposent et cherchent les effets bienfaisants du sommeil.

Le malade oublie souvent qu'il relève de mala-

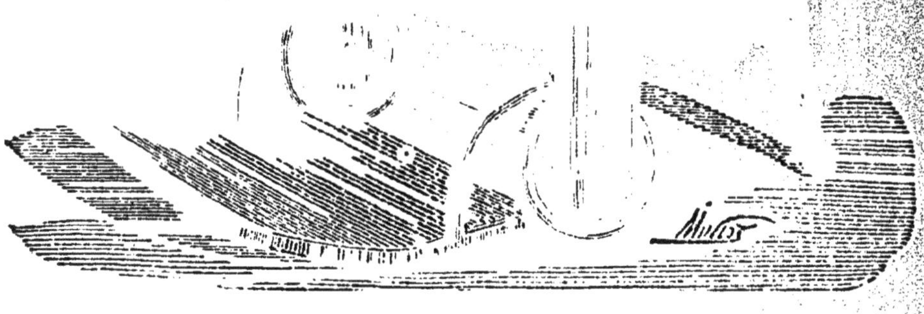

Fig. 15. — Fauteuil mécanique construit par Dupont. A l'aide d'une simple manivelle, le malade peut faire prendre au fauteuil toutes les directions désirables.

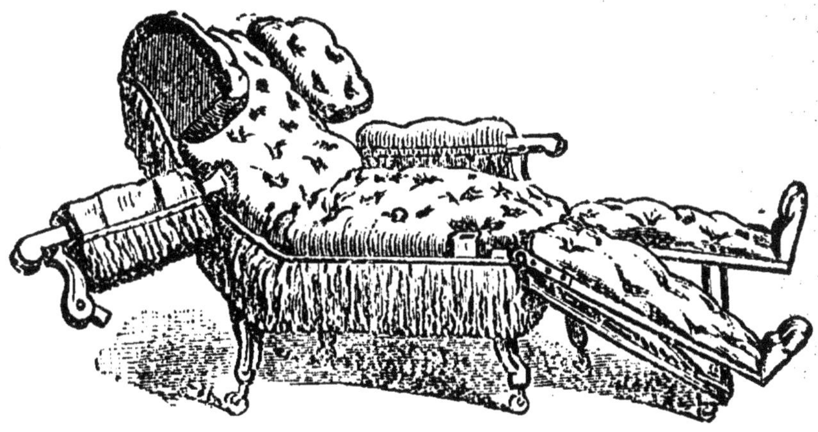

Fig. 16. — Fauteuil mécanique construit par Dupont. Des ressorts faciles à manœuvrer permettent d'incliner en tous sens le dossier, les bras et les jambes.

die, l'audace revient chez lui avec la vie, et dès qu'il sent renaître l'énergie, il rêve des projets au-dessus de ses moyens. Le convalescent a grand besoin de ménager et de réparer ses forces. Aussi insistez longtemps pour que chaque jour il se repose après le dîner. *Qui dort dîne.* Chez un sujet qui relève de maladie, la sieste double les effets d'un bon repas.

IV. — MISSION DE LA GARDE-MALADE.

Le lit est le quartier général de la garde-malade. Son rôle ne doit pas se borner à assurer un bon lit, à veiller aux détails de la toilette et du régime alimentaire de ceux dont elle a le soin.

La garde-malade a une mission d'un ordre plus élevé ; elle *représente et remplace le médecin*. Ce titre lui donne des fonctions importantes et multiples.

1° Elle doit apporter à l'exécution du traitement tous les soins qu'il faut pour le remplir intégralement, la patience et l'habileté nécessaires pour le bien faire accepter.

2° Elle doit observer et au besoin inscrire, pour les signaler, les particularités et les changements que chaque jour la maladie présente. Il est de son rôle de suivre la marche de la fièvre, de tenir compte de la soif, des sueurs, de l'abattement ou de l'agitation, de s'inquiéter du fonctionnement de l'intestin.

Aujourd'hui, dans toute affection grave, il est de règle pour être mieux fixé sur la marche de la fièvre et de la maladie, de prendre la température du malade. A cet effet, l'on emploie un thermomètre spécial (fig. 17); le médecin apprend la manière de s'en servir quand il le remet à la garde-malade. Les renseignements fournis par le thermomètre sont si précieux que nombre de familles sont munies de cet instrument pour s'éclairer chaque fois que survient une indisposition. Il est particulièrement pratique pour les enfants qui, en général, donnent si peu d'indications quand ils souffrent.

Le degré de chaleur du corps indique celui de la fièvre. La fièvre commence quand la température dépasse 38°; elle est modérée quand elle atteint 39°, forte quand le thermomètre marque 40° ; rarement il dépasse 41°.

La température d'un malade se prend généralement le matin vers 8 heures et le soir vers 4 heures ; elle est presque toujours plus élevée dans l'après-midi que dans la matinée.

3° La garde-malade doit remonter le moral de ceux dont elle a le soin ; c'est

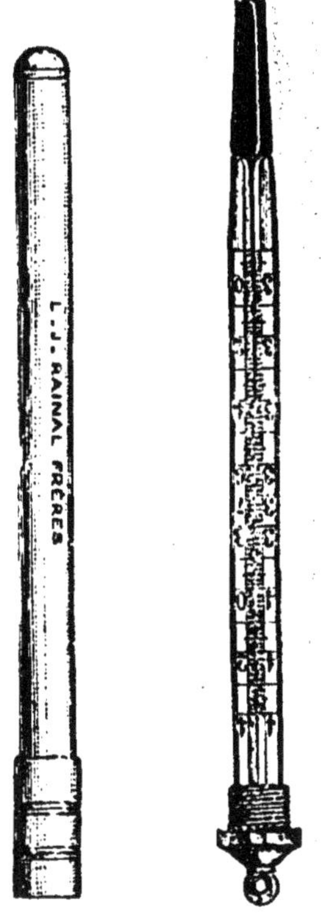

Fig. 17.
Thermomètre
médical.

dire qu'elle doit avoir sur eux une autorité, un véritable ascendant.

Pareille mission est surtout importante et délicate auprès de ces natures qui, en toute maladie, voient et exagèrent le danger et, par cet état d'esprit, aggravent leur situation.

Dans les maladies graves, il faut savoir entretenir l'illusion, voiler le péril, et faire renaître l'espérance dès qu'elle paraît sombrer.

Rien ne frappe heureusement l'esprit et ne met du baume dans le cœur des malades découragés, comme de citer des cas de guérison de leur maladie observés par vous-mêmes, ou mieux encore, chez des personnes connues du malade.

D'autre part, sans compromettre son autorité, la garde-malade doit savoir se plier aux caprices de celui dont elle a la charge, et tâcher de satisfaire ses goûts. Quand vous ne pouvez pas accorder ses demandes, pour ne pas le contrarier par un refus formel, promettez-lui de vous rendre à ses désirs, mais ajournez-en la réalisation.

Le malade est un grand enfant ; il aime et heureusement oublie les promesses.

Le meilleur moyen de prendre le malade, c'est, quand toutefois son caractère le permet, d'avoir toujours la note gaie.

« N'ayant rien de plus contraire à la santé que la tristesse et la mélancolie, le médecin ne doit pas moins travailler à resjouir l'esprit abattu de ses malades, qu'à guérir les infirmités de leur corps... Le minoys du médecin chagrin reubarbatif, malcontent, sévère, rechigné contriste le malade, et du médecin la face joyeuse, sereine, gracieuse, ouverte, plaisante, resjouit le patient » (Rabelais).

Ce qui est vrai du médecin, s'applique encore plus justement à l'infirmière.

Ambroise Paré avait compris l'influence de la gaieté sur les maladies. « Les joyeux guérissent toujours », disait-il.

Il ne faut surtout pas chez les personnes qui approchent les malades, cette froide et sévère gravité qu'affectent parfois les garde-malades d'un certain âge. La gravité ou plutôt, l'attitude grave peut être une qualité du corps, mais elle cache souvent un défaut de l'esprit.

4° Outre son rôle d'action, la garde-malade a la haute direction du malade.

C'est elle qui prend la parole auprès du médecin, qui reçoit tous les ordres et pendant la journée, doit les transmettre et les faire observer.

Non-seulement les serviteurs, mais parents et amis doivent s'incliner devant ses observations.

Elle doit-surveiller les visiteurs, leur rappeler au besoin que c'est aux visites de malades plus qu'à toute autre que s'applique le proverbe arabe.

« Les visites les meilleures sont les plus courtes »

Défendre les conversations énervantes qui fatiguent le malade et par suite amènent de la fièvre le soir, de l'insomnie, de l'agitation pour la nuit, ; elle doit même consigner l'entrée de la chambre aux personnes qui aiment à causer beaucoup, à raconter des nouvelles, et leur réserver les longues journées de la convalescence.

La surveillance ne doit pas seulement porter sur le babil du visiteur. La garde-malade doit s'observer elle-même et s'appliquer l'antique aphorisme inscrit sur le temple de Delphes « Connais-toi toi-même ». Un poète grec qui avait nom

Ménandre a dit : Le médecin bavard est une autre maladie' pour le patient ».

Cette réflexion s'applique plus justement à une infirmière qui ne quitte pas le malade de la journée, qu'au médecin qui ne fait que passer.

La garde-malade prendra encore des précautions contre toutes les sources du bruit, car quoi qu'on fasse, il est toujours trop perceptible pour le malade.

Huiler les portes et mettre du coton dans les oreilles des sujets très-sensibles et nerveux, sont deux petits moyens bien appréciés en pratique.

La direction s'étendra surtout à l'hygiène générale de la chambre,

La garde-malade aura constamment présent à l'esprit que l'air et la lumière sont les grands agents de la vie comme du bonheur des malades. Enfin elle veillera en s'en rapportant au thermomètre, à ce que la température de la chambre reste bien égale.

Par le fait même que la garde-malade représente et remplace le médecin, il lui incombe parfois encore un douloureux devoir.

Les meilleurs soins ne peuvent toujours éloigner une terminaison fatale.

Quand la famille n'est pas au courant du danger imminent, lorsque par exemple la fin se précipite d'une façon inattendue, à 'défaut du médecin, il est du devoir de la garde-malade d'avertir les parents. Agir autrement serait sévèrement jugé. Des raisons d'intérêt et surtout, des considérations d'ordre moral et religieux lui en font une étroite obligation. L'expérience le prouve chaque jour : il est beaucoup de personnes qui se passent de la religion pour vivre ; dans le nombre, il en est peu qui sciemment s'en passent pour mourir.

Mon dernier conseil sera de vous prémunir contre les conseils.

Dès qu'une maladie se prolonge ou s'aggrave, les conseils affluent. Partout, je crois, c'est en effet comme à Paris, où dit Montesquieu « On ne peut mourir que subitement : la mort ne saurait autrement exercer son empire, car il y a dans tous les coins des gens qui ont des remédes infaillibles contre toutes les maladies imaginables. « *(Lettres persanes)* ».

Que les garde-malades qui ont une tendance à avoir foi dans les vieux remédes, se rappellent, pour faire leur conviction, que les *vieux remédes* comme les *préjugés*, sont presque toujours des épaves d'erreurs ou de routine de la médecine ancienne, que le temps et la science ont abandonnées après contrôle.

Que les garde-malades se mettent bien dans l'esprit ces détails qui tous ont leur place et leur application dans une maladie grave.

L'expérience est l'œuvre du temps, ce n'est pas douteux ; il ne faut pas toutefois l'acquérir aux dépens des malades. Le meilleur moyen pour chacun de faire rapidement la sienne, est de recueillir les enseignements et les conseils qui la préparent et l'éclairent.

Dans ces conditions le jour où vous serez appelées auprès des malades, vous prendrez pour faire un stage indispensable (car l'expérience ne se supplée pas), vous prendrez, dis-je, sans hésiter la seconde place, et, fortes de l'instruction que vous aurez reçue, vous serez bientôt mises à la première.

Cinquième Conférence

LES BOISSONS ET LE RÉGIME ALIMENTAIRE DANS LES MALADIES

> « Il n'y a rien de si malaisé à bien
> faire que les choses faciles ».

La question des boissons dans les maladies paraît si simple qu'un esprit railleur serait tenté de dire qu'elle se réduit à l'accomplissement du précepte évangélique, donner à boire à ceux qui ont soif. Il n'en est malheureusement rien et, l'on sait, que pour bien remplir pareil ministère, il est une foule de détails, aussi importants à connaître qu'utiles à observer.

Les boissons agissent sur l'organisme à la fois par leur quantité, par leur température et par leurs qualités. Quand, grâce aux soins éclairés et dévoués de son entourage, le patient met à profit les effets multiples des liquides qu'il absorbe, il trouve en eux les moyens les plus sûrs de guérison et de retour rapide à la santé. De là le soin et la délicatesse que comporte la mission de garde-malade.

L'infirmière chargée de donner à boire à un malade, doit être fixée sur trois points : elle doit connaître la *quantité* de liquides qu'il peut absorber, la *température* à laquelle il doit les prendre, et le *genre* de boissons qu'on peut lui donner.

I. — QUANTITÉ DE LIQUIDES QUE PEUT ABSORBER UN MALADE.

La *quantité de liquides* qui convient à un sujet, dépend de l'état dans lequel il se trouve.

Règle générale : chez un malade atteint de fièvre, les boissons copieuses sont le premier remède à donner ; la soif est un cri impérieux de la nature, auquel il faut répondre. L'absorption de liquides a en effet pour résultats de délayer les humeurs, de rendre les urines plus claires, la salive moins épaisse, la peau plus moite, en un mot, elle *rafraîchit* le sang. A un malade fiévreux, il faut donc abondance de boissons ; deux ou trois litres parfois quatre, n'est pas excessif.

L'appréciation de la quantité de liquides est un point toujours important ; il le devient davantage encore dans les fièvres éruptives où l'éruption a lieu difficilement, et en particulier dans la variole où, suivant le mot d'Huxham, il faut boire ou mourir.

La plupart des maladies ont à leur début une période de fièvre plus ou moins longue, qui réclame le régime des boissons abondantes ; c'est pourquoi la ligne de conduite qui précède est une règle générale. Toutes ont également une phase où la fièvre cesse, où le régime change et pour laquelle il y a aussi une hygiène générale.

Dès que la fièvre tombe, il est urgent de diminuer la quantité de boissons.

Boire beaucoup affaiblit : le fait s'observe

fréquemment dans les pays chauds où cette habitude épuise rapidement des santés robustes.

Il faut donc vous appliquer sans retard à faire perdre au malade l'usage de la tisane prise simplement par habitude, ou dans le but de se désaltérer ; chaque boisson doit être un aliment, tels que du bouillon, du lait, du vin ou quelque autre breuvage réparateur.

Il est bien d'autres maladies (hémorrhagies, hydropisies, bronchites, etc.) où, indépendamment de la fièvre, la quantité de liquides a une importance de premier ordre. Dans chaque cas particulier, la garde-malade demandera au médecin de lui fixer une ligne de conduite. Ce détail, peut être une question de vie ou de mort et mérite qu'on y songe.

II. — TEMPÉRATURE A LAQUELLE LE MALADE DOIT PRENDRE LES BOISSONS QU'IL ABSORBE.

La température des boissons exerce une influence considérable sur leur action ; elle doit varier avec l'état du malade et la nature de la maladie.

Les boissons chaudes sont essentiellement excitantes ; elles remontent le pouls, relèvent les forces, vous donnent un regain de vie, une sorte de fièvre qui dure quelques instants et finit par une transpiration plus ou moins abondante. Cette action stimulante porte également sur l'estomac et les bronches ; elle est toute entière l'effet de la chaleur.

Les boissons chaudes sont indiquées chaque fois qu'il s'agit d'éveiller les forces vives de l'organisme, (défaillance, oppression, étouffement, accidents, asphyxies), de stimuler un estomac dont la digestion est laborieuse, de favoriser une expectoration difficile, de provoquer la transpiration.

Les boissons chaudes conviennent également aux malades qui tout-à-coup sont pris de sensation de froid, de frisson.

Les boissons tièdes sont lourdes, fades, et indigestes ; elles n'offrent guère d'utilité et leur usage est indiqué simplement dans le cas où l'on veut amener des vomissements. Leurs effets nauséeux sont connus depuis longtemps.

Gardez-vous donc à l'avenir de présenter aux malades de ces breuvages tièdes et fades qui pèsent sur l'estomac, sous le fallacieux prétexte qu'un fiévreux ne peut boire froid.

Les boissons froides sont celles qui ont la température de la chambre du malade ; elles humectent la bouche, calment la soif, et rafraîchissent bien autrement que toute autre boisson. C'est la température qui d'une façon générale, convient à tout malade atteint de fièvre, celle qui lui est la plus agréable et la plus salutaire.

Les boissons froides rencontrent dans la pratique, des préjugés qui sont un sérieux obstacle à leur emploi ; néanmoins leur usage se répand chaque jour davantage (1).

Aux garde-malades comme aux médecins, de lutter contre l'aveugle routine qui condamne les malades aux boissons chaudes, de faire valoir les avantages des boissons froides, de dissiper les idées fausses qui règnent sur ce sujet.

(1) Voy. Zaborowski: *Les boissons hygiéniques,* Paris, J.-B. Baillière.

Manière de faire boire. — Les boissons froides ne présentent aucun danger, lorsqu'elles se donnent avec quelques précautions. Il suffit que le malade boive à petits coups répétés «*Souvent et peu à la fois.*»

Cette manière de faire rafraîchit davantage la bouche et permet aux boissons de perdre leur fraîcheur avant d'arriver à l'estomac. Le fièvreux peut, de cette façon, boire très-fréquemment, toutes les cinq minutes s'il en éprouve le besoin ou le désir.

Quand, au contraire, il boit sans règle ni mesure, il s'expose à des accidents. Il est des indigestions, des diarrhées et même des dilatations d'estomac qui ne reconnaissent pas d'autre cause.

Chez les malades appesantis par la fièvre, l'administration des boissons est un art délicat, et parfois des plus difficiles. Le patient réclame les mêmes soins qu'un enfant ; il faut, que les boissons soient introduites entre ses lèvres en petite quantité pour que la déglutition se fasse bien sans amener d'accès de suffocation. Aussi il est bon de soulever doucement les sujets alités pour les faire boire ; d'une main on présente le verre, et de l'autre on les soutient dans une position demi-assise.

Il est un moyen fort commode qu'on peut employer quand les malades sont trop affaiblis pour être soulevés, ce qui arrive dans les maladies longues où ils doivent boire fréquemment. On met la tisane dans une petite théière ou, dans un vase à goulot. On place le goulot dans la bouche du malade qui boit ainsi autant et aussi peu qu'il le veut sans changer de place dans son lit (1).

L'usage d'un tube en caoutchouc se terminant par un tube de verre est dans ces cas graves un moyen que je crois encore plus pratique (*fig.* 18).

Lorsque la faiblesse musculaire rend la déglutition difficile, une petite éponge, un gros

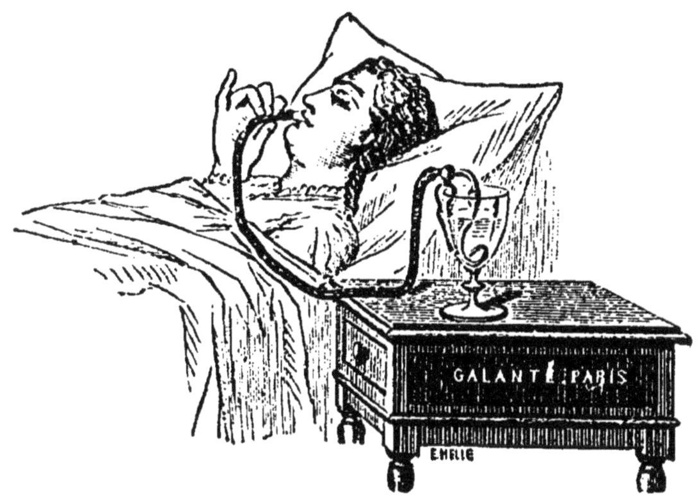

Fig. 18. — Manière de boire la tisane.

pinceau, une plume devront remplacer tout autre moyen.

Les boissons froides ne se donnent pas seulement aux malades fiévreux ; elles rendent encore de précieux services et constituent un traitement très-actif dans le cas de vomissements rebelles et d'hémorrhagies. Dans l'un et l'autre cas, il y a avantage à y ajouter de la glace.

Indépendamment de ses effets généraux sur

(1) D' Bernard. *Premiers secours aux blessés*. Paris J.-B. Baillère, 1870.

l'organisme, la température a sur l'estomac une action toute locale qu'il importe de connaître d'une façon précise, parce qu'il y a souvent lieu de la mettre à profit, particulièrement dans le traitement des accidents si douloureux qui caractérisent *l'indigèstion.*

Quand le mal est à son début, qu'il s'accuse par des baillements, des renvois, un malaise général, il faut s'efforcer de l'enrayer et exciter l'estomac par des boissons très-chaudes.

Non-seulement dans l'indigestion, mais chaque fois que l'estomac digère péniblement il faut mettre à profit les bienfaisants effets des boissons chaudes.

Quand le rejet des aliments est inévitable, qu'il s'annonce par de la pâleur et des nausées, donnez des boissons tièdes ; que ce soit de l'eau ou de la tisane, peu importe, c'est la température surtout qui produit l'effet nauséeux.

Enfin, quand l'estomac est bien dégagé, calmez ses efforts et arrêtez les vomissements par des boissons froides, même glacées, et donnez la préférence aux limonades gazeuses.

III. — DE LA NATURE DES BOISSONS.

Les boissons qui entrent dans le régime alimentaire d'un malade doivent, au point de vue de leurs propriétés, être divisées en deux classes :
1° les boissons médicamenteuses ou tisanes.
2° les boissons alimentaires.

TISANES. — La tisane est d'une façon générale, une boisson de malade, légèrement nourrissante, prescrite pour calmer la soif et obtenir les avantages des boissons abondantes. La médecine des simples a fait son temps; au lieu de feuilles, ou de racines dont les propriétés sont très-variables et l'action médicamenteuse bien faible, il est d'usage aujourd'hui de prescrire les remèdes sous la forme de poudre, d'extrait, de sels ; les effets qu'on en obtient sont beaucoup plus constants et plus actifs.

En Allemagne l'emploi de la tisane est absolument inconnu. En Angleterre il se réduit à la prescription d'une décoction invariablement la même. Chez nous au contraire, la tisane est tellement entrée dans nos mœurs, que l'usage en fait une boisson nécessaire.

Il est difficile de se représenter combien l'absence de toute tisane fut en 1870 une privation dure pour nos malades prisonniers. On rapporte qu'un médecin d'hôpital de Berlin connaissant ce faible français, s'était fait aimer de nos compatriotes en distribuant dans son service cet inoffensif et tant désiré breuvage.

En France la tisane est le complément obligé de tout traitement. La première condition que doit remplir une tisane, c'est qu'elle soit du goût du malade: il le faut pour qu'elle soit prise abondamment et par conséquent produise les résultats qu'on recherche.

Dans ce genre de boissons, le choix est grand, il n'est pas difficile de satisfaire le goût de chacun. Quand la tisane prescrite ne plaît pas au malade, l'entourage doit demander au médecin de la changer. Il s'y prêtera de bonne grâce. Je fais exception pour les tisanes amères qu'on ne peut agréablement remplacer, et pour un petit nombre de plantes qui jouissent de propriétés particulières; c'est avec raison que dans ces conditions le médecin insiste sur leur emploi. Dans ce cas, masquez la saveur désagréable en ajoutant soit du bois de réglisse soit quelque plante aromatique, telles que la menthe ou l'anis ou bien encore en sucrant avec du miel du sirop d'orgeat, du sirop pectoral ou tout autre à la convenance du malade.

Les tisanes sont des boissons très-variées :

Parmi elles, il faut placer au premier rang, les *tisanes féculentes* et les *limonades*.

1° Les *tisanes féculentes* sont agréables, adoucissantes et légèrement nourrissantes. Les plus employées sont :

La *tisane d'orge*, la boisson qu'Hippocrate prescrivait déjà à ses malades, et, la seule tisane employée comme désaltérant en Angleterre dans toutes les maladies.

L'*eau panée* et la *tisane de gruau*, dont l'usage est très-répandu.

La *tisane d'avoine* proprement dite, qui est une décoction de graine d'avoine non mondée. Elle a un goût de vanille qui plaît et des propriétés diurétiques incontestables.

2° Les *limonades* ont, sur les tisanes féculentes, l'avantage de modérer un peu la fièvre, et d'être mieux acceptées des malades à cause de leur saveur acide et rafraîchissante et de leur température. Ces boissons se donnent toujours froides.

Les principales limonades sont :

La *limonade au citron*, également connue sous le nom d'eau de citron.— On la rend plus agréable en frottant l'écorce du citron avec le sucre qui sert à la préparation de la limonade.

L'orangeade se prépare comme la limonade au citron.

Quand on doit faire ces boissons d'une façon hâtive, au lieu de couper les fruits par tranches, de verser sur eux de l'eau bouillante, et de frotter l'écorce avec le sucre, on les prépare instantanément en exprimant du suc de citron dans de l'eau sucrée.

Les limonades au limon, aux groseilles, aux framboises, aux cerises, se font en mettant dans un verre d'eau une cuillerée à bouche d'un sirop de ces fruits.

L'eau de Seltz doit, en raison de son acidité être rangée parmi les limonades.

L'eau vineuse a également ici sa place. Comme l'observe Fonssagrives, elle est par le fait, une limonade dans laquelle l'acidité est adoucie par les autres principes du vin. C'est la meilleure des boissons destinées aux malades. Elle peut les remplacer toutes, nulle ne saurait la suppléer. Elle devient très-agréable quand elle est préparée avec un peu de citron et de sucre.

Indépendamment des tisanes féculentes et des limonades, il est quantité de tisanes d'un usage populaire.

La tisane pectorale et le lichen sont employés dans les affections des bronches, la bourrache et le sureau dans les fièvres éruptives, les tisanes d'avoine, de racines de fraisier, de chiendent, sont utilisées comme diurétiques, la camomille, la petite centaurée, la gentiane, comme amers.

MONTEUUIS, Guide de la Garde-Malade. 9

J'arrête ici l'énumération qui pourrait être longue

Le thé et le café sont le complément nécessaire du régime d'un malade, chaque fois qu'il y a lieu de tonifier et de remonter l'organisme.

Ces deux boissons sont également précieuses pour les malades et produisent la même excitation salutaire, à condition toutefois que la première ne mérite pas le nom de *lessive chinoise*, ou que la seconde ne soit pas, comme dit plaisamment Brillat-Savarin, une infusion tout au plus bonne à gratter le gosier d'un cosaque.

L'accoutumance a pourtant ici une influence dont il faut tenir compte. Certains sujets ont tellement l'habitude du café, qu'il ne produit plus sur eux à beaucoup près les mêmes effets que le thé qu'ils ne prennent pas ordinairement. En pareille circonstance la conduite est toute tracée ; la préférence pour le thé s'impose.

BOISSONS ALIMENTAIRES.

Depuis vingt ans, les tisanes sont moins employées dans la pratique journalière. La soif des malades est mise à profit pour leur faire absorber abondamment des boissons alimentaires qui leur donnent du ton et des forces pour supporter leur maladie.

C'est ainsi que l'eau vineuse, le bouillon et le lait ont pris la place de l'eau panée et de l'orge.

L'honneur de ce progrès revient tout entier à Graves, médecin anglais, tellement convaincu de la valeur de son système de traitement, que la dernière de ses ambitions fut d'avoir, comme épitaphe, ces simples mots « *He fed fevers,* » *il nourrissait les fiévreux.*

Le système de Graves a fait son chemin, en France, grâce à l'appui de Trousseau, et l'on peut dire, que cette réforme alimentaire, ce progrès en apparence si humble et si simple, est une des plus fécondes découvertes de la médecine pendant ce siècle.

La génération actuelle ne peut en comprendre la portée.

Jadis, la seule nourriture accordée aux fiévreux était l'eau panée ou l'eau d'orge, et encore, heureux malades lorsqu'une boisson aussi nourrissante leur était accordée !...

Aujourd'hui, ils prennent régulièrement du bouillon, du lait et du vin.

Ces trois éléments entrent en effet presque constamment dans le régime alimentaire d'un malade grave.

Bouillon. — Le bouillon de bœuf est le seul qui fasse partie de l'alimentation ordinaire des fiévreux. Toutefois on le remplace par le bouillon de veau, qui s'administre quand on veut avoir le bénéfice d'une boisson légèrement laxative.

Le bouillon se donne dans la journée, de préférence à l'heure habituelle des repas.

Lait. — Le lait se donne pur ou mélangé à quelque autre liquide, chaud ou froid suivant la préférence du malade, et surtout les caprices de l'estomac. Tel sujet, en effet ne digère le lait qu'à une température élevée, tandis qu'un autre ne peut le supporter que froid (1).

(1) Voy. Malapert du Peux, *Le lait et le régime lacté*. (Petite bibliothèque médicale) Paris 1891.

Ce sont des détails qu'il est utile de connaître pour savoir en tenir compte à l'occasion

Quand les malades ont fait pendant quelques jours usage du lait, ils s'en fatiguent et souvent même éprouvent pour lui de la répugnance. Le sucre ne suffit plus à en changer la saveur, il faut recourir à d'autres moyens. Un grain de sel donne un goût beaucoup plus relevé que ne le fait le sucre.

L'addition de thé ou de café, d'une infusion d'anis ou d'angélique, d'eau de Seltz ou d'eau minérale, masque heureusement la fadeur du lait.

Le mélange de tilleul ou de tisane d'avoine avec le lait, est généralement bien accepté.

Dans la médecine des enfants, il faut parfois insister sur l'emploi de cet aliment et savoir encore varier les préparations.

Pour les petits malades, aromatisez-le à la cannelle, à l'eau de fleurs d'oranger, à la teinture de vanille, au Kirsch. Il est rare que l'un de ces petits moyens, ne soit pas couronné de succès.

La quantité de lait qu'un malade peut prendre dans les 24 heures est assez variable ; la dose moyenne d'un litre n'est pas trop élevée.

Vin. — Pline disait déjà que le vin donne à l'homme des forces, du sang et de la vie.

L'usage médical du vin est très-ancien. Hippocrate l'employait à titre de boisson habituelle dans les maladies (1).

D'une façon générale, c'est le vin de Bordeaux qui est le véritable vin de malade. Les doses

(1) Hippocrate, *Du régime dans les maladies aiguës, Œuvres complètes*, traduction Littré. Paris, 1840, t. II p. 353.

n'ont rien de fixe, un fiévreux peut habituellement en prendre plusieurs verres par jour (1).
Chose remarquable, plus un malade a de fièvre,
mieux il supporte l'alcool ; aussi faut-il, en pratique, mesurer la quantité de boissons alcooliques
à l'intensité de la fièvre. Il n'est pas rare de
donner à un sujet atteint de fièvre typhoïde ou de
fluxion de poitrine, cent grammes de cognac et
une bouteille de vin par 24 heures, et certain
médecin américain a été jusqu'à prescrire un litre de cognac par jour dans la dipthérie, sans
produire des phénomènes d'ivresse. (2)

La manière la plus agréable de présenter le
vin au malade, est de le donner coupé. Le vin pur
est souvent mal accepté dans les cas de fièvre,
tandis que l'eau vineuse est une boisson fraîche
qui désaltère mieux que toute autre et qui toujours est prise avec plaisir.

Une manière également agréable de donner le
vin est de le mettre dans de la limonade au citron ou de l'eau de Seltz.

Le vin blanc s'emploie de préférence au vin
rouge, quand il y a lieu de stimuler le malade ;
il produit une excitation plus forte que le thé ou
le café. Il est également employé comme diuréti-
que, c'est-à-dire pour augmenter la quantité des
urines.

Quand son action n'est pas suffisamment énergique, il faut le remplacer par le *Champagne*
qui doit ses effets à l'acide carbonique qu'il contient.

---

(1) Fonssagrives, *Hygiène alimentaire des malades, des
convalescents et des valétudinaires.* Paris, 1881.
(2) Semaine médicale, Congrès de Berlin 1890.

Le Champagne est également un excellent stomachique ; non-seulement il aide la digestion, mais, lorsqu'il est frappé, il combat les vomissements avec succès.

La *bière* est une boisson qui n'entre pas dans le régime ordinaire des malades. Quoique préférable au vin sophistiqué qu'on rencontre dans la maison du pauvre, elle est systématiquement éloignée de son alimentation, parce qu'elle se prend habituellement à une température franchement froide. C'est le seul reproche qui puisse lui être fait.

Hippocrate donnait volontiers la bière mélangée à du lait sous le nom de *zytogala* ; Boerhaave en faisait grand cas comme boisson de malade, Sydenham prescrivait la petite bière dans la plupart des maladies fébriles, et remplaçait chez l'ouvrier le vin par la bière forte.

Malgré le courant actuel des idées qui donne la préférence au vin, la bière doit conserver une place dans le régime des malades. Nourrissante, légèrement alcoolique, elle a une saveur amère qui souvent la fait rechercher des fiévreux. Tout médecin qui exerce dans le Nord a rencontré des malades qui, tourmentés d'une soif ardente, réclamaient à grands cris leur boisson favorite et à qui les garde-malades refusaient cette satisfaction. Pareil refus n'est pas fondé.

La bière est une véritable tisane amère ; elle convient parfaitement aux fiévreux quand on en corrige la fraîcheur en la laissant quelques heures dans la chambre du malade, et, quand on la coupe par moitié, si elle est forte, avec de l'eau ou une tisane amère, ou mieux encore, avec de l'eau de Vals ou de Vichy.

III. — Régime alimentaire des malades.

Le régime alimentaire d'un malade atteint de fièvre se compose en général de la combinaison de ces trois éléments, bouillon, lait, vin, suivant des proportions qui varient pour chaque malade, parce qu'elles dépendent bien plus de l'état du sujet que de la nature de la maladie.

Ces variations s'expliquent encore par ce fait capital qui domine toute la médecine et tous les traitements, à savoir, *que nous avons chacun notre manière à nous de faire les maladies;* sous ce rapport, nous pouvons tous nous piquer d'avoir un grain d'originalité, et, la médecine devant dans chaque cas particulier modifier sa manière de faire, il ne saurait y avoir pour les maladies ni traitement ni régime uniformes et systématiques.

Le bouillon, le lait et le vin n'entrent donc pas invariablement dans un régime. Il est même des cas où loin d'être utile, l'un de ces aliments devient nuisible. Le lait par exemple est défendu dans les gastralgies; dans les maladies de reins et l'ulcère d'estomac, il est prescrit à l'exclusion de tout autre aliment (1).

D'autre part, il est des affections dans lesquelles le bouillon devient une boisson dangereuse. C'est même là, une notion en apparence étrange, et difficile à faire pénétrer dans l'esprit

(1) Voy. Fonssagrives, *Hygiène alimentaire des malades, des convalescents et des valétudinaires.* Paris 1881.

du public. Le fait n'est pourtant pas d'observation récente. Hippocrate disait déjà : « Les aliments ont tous de quoi nuire et de quoi faire du bien ; dans les uns c'est seulement plus apparent que dans d'autres ».

Quand la fièvre diminue, le taux de l'alimentation s'élève : le malade reste à la diète liquide, mais se nourrit d'une façon plus substantielle.

Le lait de poule est autorisé le matin.

Le plus léger, celui que le malade doit prendre les premières fois, se prépare en battant un jaune d'œuf avec du sucre en poudre et une cuillerée à café d'eau de fleurs d'oranger et en y versant petit-à-petit de l'eau bouillante.

Le lait de poule se fait encore soit en remplaçant l'eau par du thé, du lait ou du café au lait, soit en mettant dans la préparation deux jaunes d'œuf, ou, ce qui est le plus pratique, l'œuf entier.

Les Anglais substituent avec raison à l'eau de fleurs d'oranger, du cognac dont ils ne craignent pas d'augmenter graduellement la dose.

En France, le lait de poule a encore d'autres usages : il s'emploie aromatisé au rhum dans le but d'amener la transpiration et d'enrayer un rhume, et additionné de Kirsch pour calmer les toux nerveuses.

Le *chocolat* entre dans le régime du malade en même temps que le lait de poule.

Cette substance très nourrissante, est d'une digestion facile, à condition qu'elle ne soit pas préparée au lait. Le chocolat cuit à l'eau acquiert plus d'arôme et devient plus agréable quand on le prépare très épais et qu'on y ajoute soit du thé, soit du café.

Cette recette est peu connue, elle n'est pourtant pas neuve. Réveillé-Parise raconte que Voltaire fatigué du café, le mélangea de chocolat, et dit que cette préparation excellente devrait être généralement adoptée.

Il est un autre aliment, peu employé en France, malgré ses qualités réparatrices, et cependant si estimé de l'autre côté du détroit, qu'il est le premier aliment donné aux malades graves, c'est le *beef-tea*.

Le *beef-tea* ou *thé de bœuf* se prépare en hachant 500 grammes de bœuf maigre, et en y ajoutant un demi-litre d'eau ; on fait chauffer jusqu'à ébullition et on laisse bouillir deux ou trois minutes. On passe en exprimant, puis on ajoute du sel et l'assaisonnement ordinaire (1).

A mesure que la convalescence s'établit, le régime devient plus nourrissant.

Le bouillon et le lait sont additionnés de *pâtes d'Italie*. Les potages au lait et les panades sont rendus plus agréables et substantiels en y ajoutant un jaune d'œuf.

C'est une joie pour le convalescent que la tartine si désirée lui soit enfin permise avec le bouillon.

Œufs. — Les œufs occupent une place plus grande dans l'alimentation. Ils sont présentés dans des préparations légères qui ont l'avantage de flatter le goût, d'exciter et de tenir l'appétit en éveil. Si le malade aime l'œuf à la coque, on s'attache à le faire cuire de façon à ce qu'il soit

(1) Foussagrives, *Hygiène alimentaire des malades, des convalescents et des valétudinaires.* Paris, 1881, p. 124.

bien laiteux. Il suffit de plonger l'œuf dans de l'eau bouillante et retirée du feu au moment même, et de l'y laisser cinq minutes.

Les œufs pochés, les œufs brouillés, les omelettes sont des préparations qui varient agréablement le régime.

Les flancs, les œufs à la juive, la crème flattent le palais et sont très-bien accueillis.

Certains malades prennent facilement des œufs crus. Ne manquez pas de mettre à profit ce moyen si simple de les fortifier.

La convalescence est une période où les *vins alcooliques* à doses modérées, conviennent plus particulièrement.

Le marsala, le Madère le Xérès, le Porto seront donnés aux sujets qui aiment les vins secs. Ceux qui préfèrent les vins liquoreux ont le choix entre les vins de Banyuls, Malaga, Malvoisie, Frontignan, Alicante, et Lacryma-Christi.

Quand il s'agit des vins liquoreux surtout, méfiez-vous de la sophistication.

Le malade peut prendre un *gâteau* avec le vin, à condition de porter son choix sur ceux qui sont d'une digestibilité notoire, tels que les biscuits à la cuiller, les biscuits de Reims, les échaudés, les biscuits anglais.

Pour se diriger, que le malade ait présent à l'esprit, ce principe d'un hygiéniste distingué « que plus les pâtisseries se rapprochent du pain, meilleures elles sont pour l'estomac ».

Viande. — La *viande* entre de bonne heure dans l'alimentation du convalescent. L'hygiène doit encore ici éclairer ceux qui ont la garde des malades, faire connaître les viandes nourrisantes, d'une digestion facile, et signaler celles qui pour un moment doivent rester à l'index.

Hippocrate considérait le *mouton* comme la viande qui répond le mieux au besoin des malades ; de nos jours, la côtelette et le gigot tiennent encore le premier rang. Il faut avoir soin de ne présenter aux malades que le milieu, en d'autres termes, la noix de la côtelette dépourvue de sa bordure fibreuse et de toute graisse.

Le *rosbif* — et le beefteak arrivent immédiatement après le mouton dans le régime des convalescents.

Le poulet, le ris-de-veau, les viandes blanches en général sont des aliments moins nourrissants et moins excitants que les viandes rouges ; ils ne doivent venir qu'en seconde ligne. Les pigeons, les canards, les volatiles huileux, les viandes bouillies, les fritures, les ragoûts, le porc sous toutes ses formes (exception faite pour le jambon) doivent être interdits aussi longtemps que le médecin ne lève pas la défense par un ordre formel.

S'il faut se montrer méticuleux dans le choix des viandes, il y a lieu d'être encore bien plus sévère dans l'usage des *sauces*. Ce sont elles qui ont fait dire que « *Dieu nous a donné la viande, et le diable les cuisinières*». Si les sauces en effet font le poisson, ce sont elles aussi qui font d'une viande facilement digestible, un mets lourd et indigeste.

Que la sauce du malade soit, autant que possible, du jus de viande, ou du moins qu'elle soit toujours légère, dépouillée de toute graisse. Pas de sauces, qui par leurs éléments variés rap-

pellent la Macédoine. Pas de mayonnaise, de vi-
naigrette, de sauce au beurre.

Le régime alimentaire du malade se complé-
tera par l'usage quotidien d'une tasse de thé ou
de café, et, si le malade en avait l'habitude à
l'état de santé, d'un verre de liqueur forte, tels
que le curaçao de bonne marque et la Chartreuse.

IV. — L'APPÉTIT.

L'appétit tombe habituellement aux appro-
ches de la fièvre quand l'estomac et la langue
qui en est la fidèle image, se dessèchent et se
couvrent d'un enduit épais et amer. Cette couche qui rend la bouche pâteuse et l'estomac in-
capable de digérer, enlève toute saveur aux aliments et supprime l'appétit. Elle se détache, se
renouvelle plus ou moins pendant la durée de la
maladie, et ne tend à disparaître qu'à l'entrée
de la convalescence.

A ce moment la langue se nettoie, et l'appétit
revient de lui-même.

Le rôle de la garde-malade est de s'informer
de l'appétit de ceux dont elle a le soin ; elle le signale au médecin qui en tient compte, et indique comment il faut le diriger dans ses exigences
et ses caprices.

En pratique, la garde-malade expérimentée
prend parfois sous sa responsabilité de donner
au malade quelque aliment quand le besoin s'en
fait impérieusement sentir.

Le médecin ne l'ignore pas, il ferme les yeux ;
Hippocrate, le père de la médecine, a lui-même
excusé ces concessions à un estomac affamé, en

disant que «la nature est un médecin qui, sans avoir rien appris, pourvoit à ce qu'il y a à faire.» Chaque fois pourtant qu'il existe une affection du côté de l'abdomen pouvant se compliquer de péritonite, gardez-vous de donner de votre propre chef, le plus léger aliment solide. Il est surtout une maladie, la fièvre typhoïde, dans laquelle aucune concession n'est permise. L'état de souffrance et de délabrement de l'intestin ne permet pas d'introduire la moindre parcelle d'aliment dans l'estomac, sans s'exposer à des conséquences rapidement mortelles.

Pendant la convalescence, il faut observer pour l'alimentation la même règle que pour les boissons au cours de la maladie, en d'autres termes : *Donnez souvent et peu à la fois.*

Manque d'appétit ; moyens de l'éveiller. D'une manière générale, l'appétit est à la hauteur de sa tâche, il indique les besoins que l'organisme éprouve de réparer ses forces.

A la fin d'une maladie, il n'est pourtant pas rare qu'il ne reparaisse pas, et qu'il faille user de divers moyens pour l'éveiller. L'hygiène et la médecine doivent dans ce cas combiner leurs efforts.

La première mesure à prendre est de diminuer les boissons et surtout le sucre qui est, plus souvent qu'on ne le pense, un obstacle au retour de l'appétit.

La toilette de la bouche est une mesure d'importance au moins égale. Après une longue maladie, la bouche reste fréquemment mauvaise, épaisse, la langue chargée, l'haleine fétide, l'enduit qui recouvre la cavité buccale, supprime toute gustation et donne aux aliments une saveur amère et désagréable.

Il suffit parfois que la bouche soit nettoyée pour que l'appétit revienne. L'expérience d'ailleurs le prouve d'une façon frappante : le convalescent à la bouche pâteuse, vient-il à faire un effort pour manger sans appétit, les premières bouchées enlèvent l'enduit qui recouvre la langue, et l'appétit renaît comme par enchantement.

Le fait se vérifie également chez les fumeurs : souvent ils ont la langue chargée et se mettent à table sans appétit. Au bout de quelques minutes, l'appétit se fait très agréablement sentir.

C'est ainsi que vraiment suivant le mot d'Amyot, «*L'appétit vient en mangeant*».

L'appétit ne reparaît pas toujours aussi facilement. Quand ces mesures hygiéniques ne suffisent pas, il faut faire usage des *apéritifs médicamenteux* c'est-à-dire des amers, sous les formes de vins de Quiquina, de Gentiane, de tisanes de quassia ou de petite centaurée, qu'on prend une heure avant chaque repas. Ce sera la tâche du médecin d'en indiquer l'usage.

Si le réveil de l'appétit résiste aux médicaments, recourez à l'apéritif par excellence qui est le *changement d'air*.

CHANGEMENT D'AIR. — Le séjour à la campagne ou au bord de la mer est particulièrement recommandé.

Bien souvent, pareil déplacement n'est pas possible ou du moins pratique. Dans ces conditions, changez simplement le malade de chambre, et vous aurez encore des chances d'avoir le bénéfice du changement d'air.

Le seul fait de quitter la chambre qui a été le foyer de la maladie et qui reste fatalement chargée de miasmes et de principes nuisibles, suffit parfois, et réussit quand tous les autres moyens ont échoué.

Dans un mémoire présenté à la Société des Sciences médicales de Lille, j'ai cité plusieurs exemples des effets merveilleux du changement d'air dans les affections d'origine microbienne.

A ceux qui peuvent se deplacer, répétez donc le conseil que Barthez professeur à Montpellier, donnait à ses tuberculeux : «Prenez un chapeau à larges bords, et allez sur les bords de l'eau aspirer l'air et le dieu soleil ».

Cette répétition au sujet des bienfaits de l'air sera la dernière.

En finissant il me reste à me justifier du reproche qui me sera peut-être fait de vous avoir jusqu'à satiété redit les mêmes choses.

Un des plus fervents lecteurs de Thiers faisait un jour observer à l'historien qu'il avait rapporté le même fait dans trois volumes de son remarquable ouvrage. «C'est avec plaisir que je vous l'entends dire, répondit le grave écrivain ; votre observation me prouve que je suis arrivé à mon but qui est de faire retenir ce point historique».

A pareil reproche, je ferai semblable réponse, et, je me déclarerai heureux d'avoir gravé dans vos esprits des notions qui doivent être votre guide le plus sûr dans la mission difficile d'ambulancière et de garde-malade.

Sixième Conférence

CHIRURGIE, MÉDECINE ET PHARMACIE D'URGENCE.

I. — CHIRURGIE D'URGENCE.

La chirurgie d'urgence à la portée des gens du monde, comprend les secours que chacun peut être appelé à donner autour de soi.

Les coups et les blessures dans la vie journalière tiennent le premier rang parmi les accidents.

COUPS ET BLESSURES. — Un coup, une chute, toute violence extérieure amène le plus souvent, soit une contusion, soit une plaie.

La *contusion* ou *coup sourd* se caractérise habituellement par une coloration noire bleuâtre de la peau qui paraît au bout de quelques heures, parfois même de quelques jours.

Faire reposer la région blessée dans une position qui favorise la circulation du sang, et à appliquer des compresses d'eau fraîche ou mieux d'eau blanche ou d'alcool camphré fréquemment renouvelées.

Si le coup a été fort et que le gonflement soit assez considérable, par-dessus les compresses, placez du taffetas gommé et une couche d'ouate, et faites avec une bande une compression modérée.

Quand, à la suite d'une contusion, il se forme

des bosses sanguines, comme cela arrive fréquemment à la tête, la compression à l'aide d'une pièce de monnaie mise dans un linge, est très-efficace.

Plaies. — Les *plaies* ne comportent pas un traitement aussi uniforme, parce qu'elles présentent une grande variété.

Le premier souci d'une personne qui soigne une plaie, doit être *de ne pas nuire*. Pour toucher un blessé, il faut que mains et ongles surtout, soient *aseptiques*, c'est-à-dire d'une propreté qui exclue tout microbe; l'eau, le linge, tous les objets qui servent au pansement ou entrent dans sa composition, doivent également être irréprochables sous ce rapport. A cette condition seulement, on ne s'expose pas à infecter, ou, suivant l'expression populaire aussi vraie qu'imaginée, à *envenimer* les *blessures*.

Faites la toilette de la plaie avec de l'eau bouillie, ou mieux encore en vous servant d'une solution antiseptique (solution d'acide phénique au 1/40, ou de bichlorure de mercure au 1/1000); débarrassez-la du sang caillé, de la terre, des matières étrangères qui s'y trouvent.

Quand la blessure est bien lavée, bien propre, qu'elle ne saigne plus, mettez le membre blessé dans une position qui amène et assure autant que possible le rapprochement des bords de la plaie, et faites ensuite le pansement.

Si la blessure est légère, peu profonde, un morceau de taffetas d'Angleterre ou de baudruche, remplit parfaitement les conditions du meilleur pansement.

Si la plaie est assez étendue ou présente des

bords irréguliers, le taffetas ne peut plus convenir.

Dans ces cas, le pansement qui a mes préférences, tant en raison de sa simplicité que de la facilité de son application, se compose de gutta-percha laminée sur laquelle on met largement de la vaseline boriquée au 1/10, d'une forte couche d'ouate et d'une bande.

Les fleurs de lys conservées dans l'eau-de-vie, constituent un moyen de traiter les plaies, qui n'est nullement inférieur au précédent quand on a la précaution de bien protéger la blessure d'une bonne couche de linge ou d'ouate. Il mérite d'être signalé parce que cette ressource se trouve souvent dans les familles.

En pleine campagne, à défaut de tout médicament, le meilleur pansement provisoire est l'application de compresses d'eau stérilisée, c'est-à-dire qui a été par l'ébullition, dépouillée des microbes qu'à l'état normal elle renferme.

Dans le cas d'accident, ouate et bandes manquent bien souvent pour envelopper une plaie.

Pour faire tenir le pansement, vous avez toujours la précieuse ressource du mouchoir.

Le mouchoir est un moyen expéditif d'une application simple et facile. Le plus souvent, il suffit de le plier en forme de cravate, pour faire un bandage bien conditionné. Ayez toujours soin de garantir la peau, en mettant un tampon d'ouate ou de linge sous les nœuds du mouchoir qui, sans cette précaution, blessent ou du moins sont douloureux.

Une blessure a le plus souvent du retentissement sur tout l'organisme; le contre-coup se traduit par de la défaillance de la pâleur, une tendance syncopale, un affaiblissement général qu'il vaut mieux prévenir qu'avoir à combattre.

Le traitement qui convient à cet état est le repos au lit et l'absorption d'une boisson excitante. C'est pour les blessés graves surtout que l'alcool porte bien son nom, que véritablement il est l'eau-de-vie; offrez le leur sous forme d'un vin généreux, de cognac, d'une boisson alcoolique quelconque. Si l'alcool ne suffit pas, usez de la chaleur comme excitant. En même temps que vous préparez un grog ou du thé au rhum pour votre blessé, mettez des bouillottes dans son lit, et au besoin usez de frictions énergiques pour stimuler l'organisme et relever les forces.

HÉMORRHAGIES. — C'est à l'intention de l'œuvre de la Croix rouge que pareil développement est donné à cette question.

Toute hémorrhagie est due à la rupture d'un vaisseau sanguin. Le sang circule dans trois sortes de canaux ou vaisseaux. En partant du cœur, il coule dans des canaux appelés *artères*, en y retournant, dans d'autres nommés *veines*, enfin il passe des artères dans les veines par de petits canaux intermédiaires appelés *vaisseaux capillaires*.

Une rupture peut avoir pour siège ces trois genres de vaisseaux : de là, trois sortes d'hémorrhagies.

L'hémorrhagie artérielle se reconnaît à la coloration rouge vermeil du sang, à sa sortie en jets saccadés, et, à ce signe caractéristique, qu'elle s'arrête quand on comprime un peu en deçà de la plaie.

L'hémorrhagie veineuse est caractérisée par

un écoulement de sang noir, en jet continu ou en nappe, par ce signe bien distinctif et quelorsque l'on exerce de la compression au-delà de la plaie l'hémorrhagie s'arrête, lorsque l'on comprime en deçà, elle augmente.

L'hémorrhagie capillaire se traduit par une effusion en nappe de sang plus rouge que le sang des veines, moins coloré que celui des artères.

Pour bien comprendre le traitement des hémorrhagies, une personne étrangère à la médecine doit se représenter les vaisseaux sanguins comme autant de tubes en caoutchouc.

Un tube est-il rompu, le seul moyen d'empêcher l'écoulement est de presser, soit en avant du point où il est brisé, soit sur le bout sectionné, de façon à en fermer la lumière. Quand il s'agit du traitement des hémorrhagies, il n'en est pas autrement et tous les efforts de la thérapeutique tendent à arriver au même but.

Quelle que soit la nature d'une hémorrhagie, avant tout autre soin, il faut commencer par faire *l'élévation du membre* qui est le siège de l'écoulement sanguin. La position élevée diminue l'afflux du sang, et, par conséquent l'écoulement qui parfois s'arrête par cette simple pratique. — C'est là une règle qui s'applique à toutes les hémorrhagies.

L'application des autres procédés varie avec la nature de l'écoulement sanguin.

a. Hémorrhagie artérielle. — Le meilleur moyen d'arrêter le sang, est d'exercer la compression *au-dessus de la plaie*, en attendant la venue du médecin ; dans ce cas son intervention est toujours nécessaire.

Compression circulaire. Cette compression se pratique à l'aide d'une bande, d'une serviette ou d'un mouchoir que l'on serre jusqu'à ce que le sang cesse de couler. Au-dessous du linge, on glisse un tourniquet, un bâton, un sabre, un instrument quelconque et on le fait tourner. Ce mouvement diminue la longueur du lien en le tordant, et permet d'exercer une très-forte constriction. La figure en regard vous représente

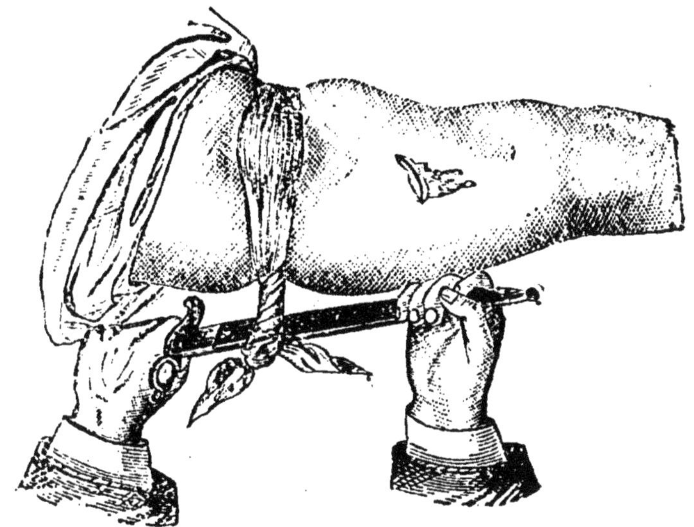

Fig. 19. — Manière d'arrêter le sang en appliquant un tourniquet au-dessous de la blessure.

cette intervention d'urgence qui a si souvent son application sur les champs de bataille.

Compression élastique. La bande élastique d'Houzé de l'Aulnoit est un procédé de beaucoup supérieur; cependant elle n'est entrée ni dans la pratique courante ni dans l'arsenal des armées. Elle devrait trouver sa place dans le sac du soldat, tant elle est précieuse, pratique et peu coûteuse. La bande porte inscrite sur ses côtés les indications les plus précises sur la manière de s'en servir. L'infirmier n'a donc qu'à savoir lire pour en connaître le maniement.

Compression directe avec le doigt. — La vue du sang enlève souvent, même aux garde-malades, toute présence d'esprit et toute initiative;

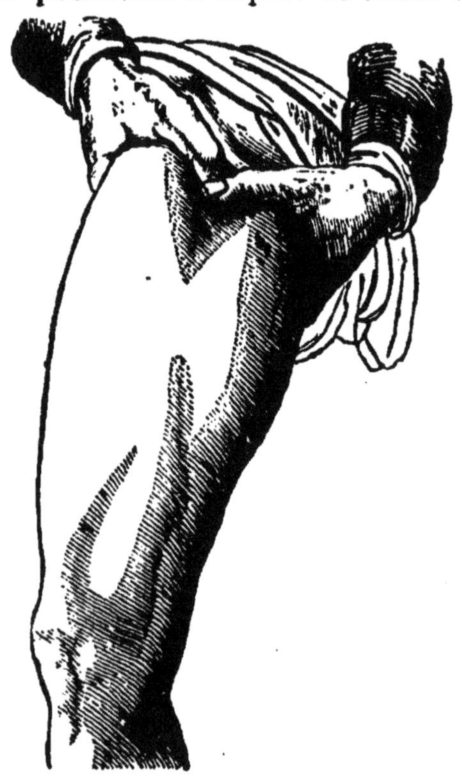

Fig. 20. — Hémorrhagie. Manière d'arrêter le sang en appliquant les doigts sur le vaisseau blessé, dans la plaie elle-même.

cependant leur rôle est bien simple, et il est capital. Dans les cas les plus graves, pour arrêter instantanément l'hémorrhagie, il suffit de presser avec le doigt (*fig.* 20) sur l'artère ou la veine à l'endroit où le sang jaillit. La figure vous représente parfaitement cette manière de faire. Vous fermez ainsi le vaisseau qui est béant, et vous arrêtez tout écoulement sanguin. Sans doute, l'hémorrhagie reprendra dès que vous enlèverez le doigt, mais, peu importe, l'essentiel est de gagner du temps et de pouvoir attendre l'arrivée du médecin, qui seul peut traiter un accident aussi grave. Si cette simple pratique était connue du public, elle sauverait chaque année bon nombre d'existences.

b. Hémorrhagie veineuse. — La compression *circulaire* ou *élastique* s'applique également aux hémorrhagies veineuses; elle fait même souvent cesser l'écoulement d'une façon définitive. Au lieu de s'exercer en deçà de la plaie, comme dans l'hémorrhagie artérielle, elle *doit être faite au delà de la blessure.*

La *compression directe* est un procédé excellent et surtout pratique. Elle peut se faire avec le doigt, mais le meilleur moyen est de mettre dans un linge quelconque, un corps dur qui s'applique à l'endroit où la veine saigne, et de lier ce linge autour du membre. Quand des varices s'ouvrent tout-à-coup, donnant un flot de sang considérable, ce moyen est souverain.

c. Hémorrhagie capillaire. — La *compression directe* est le moyen journellement employé dans les hémorrhagies de peu d'importance, qu'elles soient dues à la rupture de petites veines ou de vaisseaux capillaires. Les procédés se simplifient à mesure que l'écoulement de sang perd de sa gravité. Il suffit, dans ce cas, de presser sur la région qui saigne avec un tampon de linge ou un morceau d'amadou, et d'exercer la pression pendant quelque temps, au moyen d'une bande.

Quand la perte de sang est insignifiante, le pansement consiste à serrer fortement la bande pour que la compression arrête l'écoulement.

Il existe encore un grand nombre de moyens, pour arrêter les hémorrhagies, mais c'est avec discrétion qu'il faut les conseiller, car ils ne sont efficaces que pour les petites hémorrhagies; en user dans les pertes de sang abondantes, c'est *perdre un temps précieux et exposer la vie des blessés.*

Parmi ces moyens, les meilleurs sont les applications d'eau froide, d'eau vinaigrée ou alcoolisée, d'une solution phéniquée à 4 pour 100, d'une solution de sulfate de cuivre au 1/100, Ces deux derniers médicaments ont l'avantage d'assainir la plaie. Quel que soit le liquide employé, il faut toujours y joindre la compression ; c'est à cette condition seulement que son usage présente quelque avantage.

Dans une hémorrhagie *externe*, le traitement de la plaie est l'essentiel ; le traitement général a une importance bien moindre. Il consiste à procurer au blessé le calme et le repos, et à remonter l'organisme s'il ressent le contre-coup de sa blessure.

BRULURES. — Quels que soient le degré et l'étendue d'une brûlure, le traitement consiste à soustraire la surface brûlée au contact de l'air. Le pansement à la gutta-percha laminée avec de la vaseline boriquée, remplit cette condition et peut s'appliquer à tous les cas. L'huile phéniquée au 1/100, le liniment oléo-calcaire, qui jouit d'une vieille réputation dans le traitement des brûlures, peuvent être substitués à la vaseline.

Pris au dépourvu, on peut improviser un pansement avec du vieux linge trempé dans de l'huile ou enduit de beurre frais.

Les parties brûlées présentent souvent des cloches dont l'aspect rappelle tout-à-fait celui du vésicatoire. Contentez-vous de percer ces ampoules à petits coups d'aiguille ou de ciseaux.

Quand on peut avoir de la gutta-percha laminée, il ne faut jamais manquer de s'en servir; son usage rend les pansements moins douloureux, il empêche les tissus brûlés de s'attacher au linge et évite ainsi des souffrances parfois horribles.

Quand les brûlures sont vastes, qu'elles soient superficielles ou profondes, coupez les vêtements du patient et mettez-le dans un bain chaud. Le traitement par les grands bains prolongés est le meilleur calmant aux tortures des brûlés; il peut, sans inconvénients, être longtemps continué.

Fracture et luxation. — Une fracture est le brisement d'un os; une luxation est le déboitement d'une jointure. L'impossibilité de se servir du membre, le bruit de crépitation, un gonflement rapide, une déformation subite de la région sont les signes qui frappent au premier abord dans le cas de fracture.

Dans le cas de luxation, l'impotence du membre et la déformation existent également, mais le blessé a une attitude spéciale.

D'autre part les fractures sont plus fréquentes que les luxations, les premières siègent plus souvent aux membres inférieurs, les secondes aux membres supérieurs surtout à l'épaule.

D'ailleurs, il importe peu que les gens du monde portent ce diagnostic ; dans l'un et l'autre cas, ils ne peuvent donner de secours complets, leurs soins doivent être les mêmes, et se borner, en attendant le médecin :

1° à transporter le blessé en soutenant le membre au-dessus et au-dessous de la région meurtrie pour éviter tout déplacement douloureux ;

2° à le déshabiller en fendant au besoin les vêtements aux ciseaux ; si la douleur est modérée et n'impose pas cette mesure extrême, enlever les effets en commençant par le membre sain ;

3° mettre le membre au repos dans une bonne position ;

4° faire au niveau de la blessure des applications d'eau froide, ou d'eau-de-vie camphrée pour calmer les souffrances du blessé ;

5° donner une boisson cordiale.

ENTORSE.—C'est la distension et souvent même la déchirure des parties molles qui forment une articulation. Elle s'appelle également *foulure*.

Au moment de l'accident, plongez la jointure dans de l'eau bien chaude que vous maintenez à une température élevée, prolongez le bain pendant trois quarts d'heure

Après ce bain, frictionnez doucement la jointure avec un corps gras (huile camphrée de préférence), assurez le repos du membre dans une bonne position, appliquez des compresses d'eau-de-vie camphrée, et abandonnez au médecin la suite du traitement, car on sait quand une entorse mal soignée commence, on ne sait jamais quand elle finit.

CORPS ÉTRANGERS. — *Corps étrangers sous la peau*. — Le cas le plus fréquent est celui d'un éclat de bois pénétrant sous l'ongle ou dans l'épaisseur de la peau.

Quand le corps étranger offre quelque prise, saisissez-le avec de petites pinces très-propres en déprimant la peau pour le prendre le plus loin possible, donnez ensuite un bain antiseptique pour que la petite plaie ne s'enflamme pas.

Si dans un essai le bois se brise, ou s'il ne peut être saisi, trempez la main dans de l'eau phéniquée bien chaude pendant un quart d'heure pour éviter toute complication d'origine microbienne, et appelez un médecin qui, en se servant de cocaïne, vous extraiera le corps étranger au prix de peu de douleur.

Corps étrangers dans l'œil. Petit accident bien douloureux auquel il est précieux de savoir porter secours.

Quand le corps étranger est sous la paupière inférieure, il suffit d'ouvrir celle-ci en l'abaissant, et, avec un petit morceau de papier enroulé, on enlève le grain de poussière, le point noir avec une étonnante facilité.

Pour la paupière supérieure, le procédé est également bon, mais plus difficile à appliquer Un moyen plus pratique existe à faire passer la paupière inférieure sous la paupière supérieure, de façon à ce que les cils fassent balai et entraînent le corps étranger qu'ils rencontrent dans leur glissement.

Si l'on est parvenu à enlever le grain qui enflammait l'œil, on calme l'irritation par des applications de compresses d'eau blanche. Si les

tentatives n'ont pas réussi, usez également de
ce moyen pour diminuer la douleur, en attendant qu'une main plus habile vous vienne en
aide (1).

II. — Médecine d'urgence.

SYNCOPE. — *Syncope, évanouissement, défaillance,* sont termes synonymes et l'expression d'un état maladif trop connu pour devoir
être défini.

La syncope est due à l'arrêt de la circulation,
ou plutôt au manque de sang dans le cerveau ; tout
le traitement consiste donc à faire affluer le sang
à la tête. Le moyen le meilleur est de mettre le
malade dans une *position horizontale*, la tête
étant placée au même niveau, ou mieux un peu
plus bas que le reste du corps.

A défaut de lit, pour ne pas étendre le patient
sur le sol, servez-vous d'une chaise pour lui donner une attitude qui favorise l'afflux du sang au
cerveau. Quand le sujet est assis, renversez simplement le siège en arrière jusqu'à ce que la tête
soit plus basse que le corps, et tenez-le quelque
temps dans cette position.

Le procédé de la chaise est assez simple pour
être pratique. En même temps, employez les
moyens habituellement en usage.

Donnez de l'air en ouvrant les fenêtres,

Éloignez toutes les personnes inutiles.

Desserrez les vêtements, tous les liens qui peuvent entraver la circulation (col, cravate, cein-
ture, etc.)

Faites quelque aspersion sur la figure, avec

(1) Voy. Galezowski, *Traité des maladies des yeux,* 3ᵉ édition, Paris 1888, p. 217.

de l'eau fraîche ou vinaigrée, frappez la paume des mains avec force et donnez à respirer de l'éther, de l'ammoniaque, des sels, des odeurs fortes. Si vous n'avez aucun de ces médicaments sous la main, chatouillez les narines, faites brûler une allumette soufrée sous le nez.

Quand la syncope se prolonge et prend par sa durée un caractère inquiétant, il faut, outre ces moyens, avoir recours aux frictions excitantes avec de l'alcool ou de l'eau sédative, et promener des sinapismes sur la poitrine.

C'est en excitant la circulation générale que ces moyens arrivent à amener le sang au cerveau.

Enfin, dès que le malade reprend quelque peu connaissance, faites-lui absorber une boisson réconfortante (thé ou café, liqueurs fortes, alcool de menthe de Ricqlès, eau de mélisse des Carmes), et, pour éviter le retour de la syncope, maintenez-le quelque temps au repos.

ATTAQUE DE NERFS. — Ce sont des crises ne présentant aucun danger, survenant généralement à la suite d'une émotion ou d'une contrariété. Le traitement doit se borner à :

1° écarter tous les dévouements superflus,

2° desserrer les vêtements et tout ce qui peut gêner la circulation du sang ou la respiration,

3° surveiller la patiente pendant l'attaque, l'empêcher de faire des mouvements où elle se blesserait, sans toutefois chercher à immobiliser ses membres, car plus la malade rencontre de résistance, plus elle s'acharne et s'épuise à la vaincre.

4° faire respirer de l'éther ou des odeurs fortes (vinaigre, sels), jeter un peu d'eau froide sur la figure, faire prendre quelque boisson telle que l'eau de fleurs d'oranger, de mélisse.

5° Après la crise, assurer à la malade le calme et le repos.

ATTAQUES D'ÉPILEPSIE. — *L'épilepsie* ou *haut mal* est caractérisée par des accès où le malade tombe tout à coup sans connaissance, comme foudroyé en poussant un cri très-spécial ; un instant après, il est pris de violents mouvements convulsifs, pendant lesquels il se mord la langue jusqu'au sang, et la salive apparaît à la bouche sous la forme d'une écume sanguinolente.

La crise dure trois minutes et finit par un profond sommeil.

Le traitement des accès d'épilepsie est celui des attaques de nerfs ; plus encore que dans celles-ci il faut veiller à ce que le malade ne se blesse pas, car ses mouvements convulsifs sont très-puissants.

Une bonne mesure à prendre, est de mettre un oreiller sous la tête. Quand l'attaque a lieu dans la rue, ce qui est fréquent, à défaut de coussin, tenez la tête entre vos mains, pour éviter des coups souvent suivis de blessures.

De même pour maintenir le malade, ne déployez pas inutilement vos forces, car la résistance qu'il rencontre double l'énergie vraiment étonnante qu'il déploie.

Enfin, respectez le sommeil qui termine l'accès. C'est un moyen de traitement donné par la nature qui remet le malade des fatigues et de l'épuisement qu'amène une crise.

CONVULSIONS. — Les convulsions qui saisissent l'enfant en pleine santé, ou, au cours d'une maladie, doivent presque toutes être traitées de la même manière. Chaque fois en effet que les convulsions surviennent dans ces conditions, le plus pressé est de combattre l'excitation cérébrale qui amène les accidents convulsifs.

Le moyen le plus rapide et le plus sûr de calmer le système nerveux, est de donner à l'enfant une dose d'antipyrine. C'est, dans ces cas, le médicament calmant par excellence; car, en même temps qu'il agit sur les centres nerveux, il fait tomber la fièvre qui est la cause la plus fréquente des phénomènes convulsifs.

Quant aux doses, l'enfant doit prendre en une fois autant de décigrammes d'antipyrine qu'il a d'années; cette quantité peut-être donnée jusqu'à trois fois de demi-heure en demi-heure. Le médicament est très-bien accepté dans un peu d'eau-de-fleurs d'oranger ou de café faible bien sucrés.

Le petit malade reste parfois plongé dans un état convulsif qui empêche l'absorption de toute boisson; administrez alors l'antipyrine en lavement en la mettant dans la valeur d'un verre à Bordeaux d'eau tiède, et faites-en sorte qu'il soit gardé.

Quand le médicament se donne par cette voie, il agit moins énergiquement, aussi il faut doubler les quantités.

En cas d'urgence, employez sans hésiter l'antipyrine à ces doses, et laissez au médcin la responsabilité et le soin de les modifier suivant la gravité des maladies.

En même temps, pour appeler le sang aux extrémités inférieures, vous envelopperez d'ouate et de taffetas gommé les pieds et les jambes de l'enfant; sur la tête vous lui mettrez des compresses d'eau fraîche fréquemment renouvelées.

Surtout ne faites rien de cette pratique routinière qui consiste à appliquer aveuglément dans tous les cas, des sinapismes ou autres révulsifs; ces moyens, loin de calmer le système nerveux, l'excitent et vont par conséquent à l'encontre des effets que vous cherchez à obtenir. Dans un travail antérieur sur la fièvre chez les enfants, j'ai étudié le traitement des convulsions dans le premier âge et montré combien ces moyens sont dangereux (1).

b. Les convulsions ne doivent pas toutes être traitées par l'antipyrine. Il en est qui surviennent dans les formes graves de diarrhée infantile, à une période avancée de la broncho-pneumonie et d'autres maladies, qui sont de nature *asphyxique* et pour lesquelles le médicament serait plus nuisible qu'utile.

Dans ces maladies, l'enfant est pris d'accidents convulsifs parce qu'il étouffe : en pareil cas, usez de tous les moyens pour exciter la circulation du sang et favoriser la respiration. C'est seulement dans ces cas graves et, heureusement de beaucoup les moins fréquents, que, pour ranimer les enfants, rappeler la vie qui s'en va, tous les moyens excitants capables de stimuler le système nerveux doivent être employés. Appliquez alors des cataplasmes de moutarde, ou plutôt des Rigollot, faites force frictions à l'alcool, l'eau de cologne, le vinaigre aromatique, l'eau sédative, donnez à l'enfant une boisson tonique bien

<hr>

(1) A. Montenuis. *De la fièvre et des antipyrétiques nouveaux dans les maladies des enfants.* Vol. in-8 de 160 pages.

chaude, tels qu'un grog, du thé au rhum, du vin chaud à la cannelle, ou bien encore une liqueur forte, un peu de champagne. Enfin, sachez que les efforts n'aboutissent à un résultat heureux, que lorsqu'ils sont poursuivis sans relâche et se traduisent par des soins de tous les instants.

HÉMORRHAGIE INTERNE. *Crachement et vomissement de sang.* — Chaque fois qu'on se trouve en présence d'une hémorrhagie interne, il est certains soins, toujours les mêmes, qu'il faut constamment donner aux malades.

1° Outre le repos à assurer au patient, il faut s'appliquer à calmer chez lui la frayeur et l'inquiétude que fait habituellement naître la perte du sang.

2° Donner fréquemment mais, par petites quantités, des boissons acidulées, froides, et mieux glacées. Préparer instantanément une limonade au citron en exprimant la moitié d'un citron dans un verre d'eau sucrée. Quand on peut avoir de la glace, un moyen encore plus efficace est d'en donner un glaçon de cinq en cinq minutes.

3° Appliquer des sinapismes sur les membres inférieurs.

4° En attendant l'arrivée du médecin, faire prendre au malade une dizaine de gouttes de perchlorure de fer dans un verre d'eau sucrée aussi froide que possible.

Ces soins d'urgence s'appliquent à toute hémorrhagie grave.

Dans le cas de *crachement de sang*, il faut encore d'autres soins qui sont aussi importants qu'ils paraissent minimes. Ils consistent à recommander au malade de garder le silence absolu, et de faire tous ses efforts pour ne pas tousser car la toux ramène les crachements de sang. Le patient arrive à ce résultat plus facilement qu'on n'est porté à le croire.

Dans les *vomissements de sang*, le meilleur traitement est de la glace non seulement à l'intérieur, mais encore en applications externes. On en remplit la moitié d'une vessie, et la met sur le creux de l'estomac. A défaut de glace ou de réservoir, on mettra des compresses d'eau très fraiche ou glacée fréquemment renouvelées

SAIGNEMENT DE NEZ. — Hémorrhagie le plus souvent sans importance qu'il ne faut pas se hâter d'arrêter.

Quand par son abondance, sa répétition ou sa durée elle devient inquiétante, il faut intervenir.

Les moyens les plus simples de faire cesser un saignement de nez sont :

D'élever brusquement le bras du côté correspondant à la narine qui saigne, et de le maintenir quelques instants dans cette position.

D'appliquer force compresses d'eau froide sur le front, de s'introduire dans la narine un morceau d'ouate et de presser pendant quelques instants.

De tremper en cas d'insuccès, un tampon d'ouate dans une cuillerée à café d'eau dans laquelle on fait fondre un gramme d'antipyrine, de l'introduire dans la narine et de le renouveler au besoin plusieurs fois.

En même temps, le malade tiendra le repos ; il se mettra à l'air frais et s'asseoira en portant la tête légèrement en avant comme dans la position qu'on prend pour lire.

ATTAQUE D'APOPLEXIE. (Congestion cérébrale. — Hémorrhagie cérébrale). — Ces termes expriment l'état d'une personne qui tout-à-coup tombe sans connaissance, privée de mouvement et de sentiment. L'attaque d'apoplexie est due à un afflux exagéré de sang au cerveau.

Tous les soins doivent donc tendre à décongestionner la tête et à éloigner les causes capables d'aggraver cet état cérébral. A cet effet :

1° Desserrez les vêtements et tous les liens.

2° Donnez de l'air et ne laissez pas le malade entouré de curieux inutiles et encombrants.

3° Mettez l'apoplectique au lit en veillant à ce que la tête soit dans une position élevée, et à ce qu'elle repose sur un oreiller en crin, en zostère, ou en balle d' avoine, mais jamais en plumes.

4° Appliquez des sinapismes sur les membres inférieurs, des

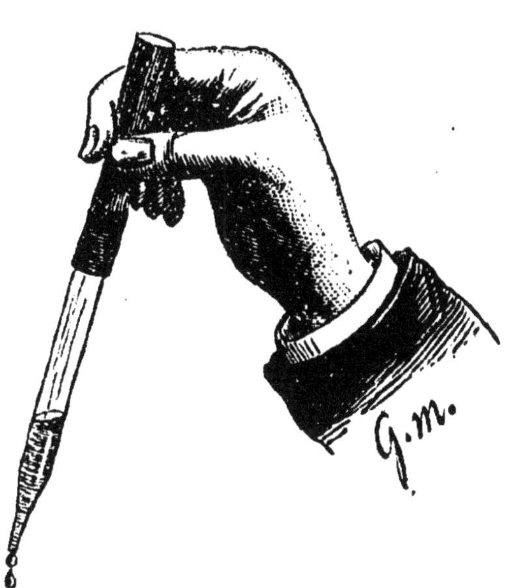

Fig. 21. — Compte-gouttes

bouillottes ou des briques chaudes aux pieds.

Faites prendre sur un morceau de sucre, quelques gouttes d'éther, d'élixir de grande Chartreuse ou d'alcool de menthe de Ricqlès. On se servira du compte-gouttes pour doser les gouttes du liquide employé (*fig.* 21).

ANGINE. (L'angine du croup et le faux croup.) — La conduite à tenir en cas d'angine, est difficile à tracer aux gens du monde, si elle doit consister dans l'indication d'un traitement : il est en effet des angines tout-à-fait bénignes, d'autres excessivement graves, et, les unes et les autres se reconnaissent uniquement pour le malade et son entourage, à la difficulté et à la sensation douloureuse qu'on éprouve à avaler. L'intensité de la fièvre ou de la douleur, loin de guider, est plutôt de nature à induire en erreur. L'exploration de la gorge permet *seule* d'éclairer sur la gravité du mal, et, pareil examen n'est ni pratique ni possible pour les personnes étrangères à l'art médical.

Conclusion : chaque fois qu'un enfant se plaint de la gorge, il faut appeler un médecin.

Ne perdez pas de temps à faire de la médecine des familles. Toutefois, si l'éloignement ou d'autres circonstances retardent son arrivée, il est un médicament que vous pouvez sans inconvénient donner à l'enfant, c'est l'*ipéca*. En agissant ainsi, vous ne faites le plus souvent que commencer le traitement que le médecin prescrirait probablement lui-même.

Pour convaincre de l'innocuité de ce médicament et la caractériser d'un mot, Guersant disait qu'on pouvait *nourrir* les enfants d'ipéca. Il ne faut jamais prendre à la lettre les figures de rhétorique : l'on peut abuser de l'ipéca, mais, règle générale, c'est avec avantage qu'on l'administre au début d'une angine.

Le médicament se donne aux enfants sous forme de poudre d'ipéca dans de l'eau sucrée ou de sirop par cuillerées à soupe de cinq en cinq minutes jusqu'à effet vomitif.

Quand l'ipéca aura produit ses effets, vous entourerez la gorge d'ouate, et ferez gargariser l'enfant de quart d'heure en quart d'heure avec l'eau de citron ou de guimauve, de l'eau de chaux ou une solution boriquée au 1/30 additionnée de sirop de mûres.

Le faux croup. Parmi les angines, il en est une, la plus effrayante, la plus dramatique de toutes, pour laquelle nous pouvons vous indiquer un traitement, c'est le *faux croup* ou *laryngite striduleuse.*

En voici le saisissant tableau :

Un enfant entre l'âge de deux à cinq ans, est pris tout-à-coup au milieu de la nuit, vers onze heures, minuit, une heure, d'un accès d'oppression. Il se réveille en sursaut dans une agitation fébrile considérable ; sa toux est rauque, très-fréquente, forte et bruyante ; sa respiration est entrecoupée, haletante, accompagnée d'un sifflement strident. Sa voix modifiée dans son timbre, est rauque, mais jamais éteinte comme dans le vrai croup. L'oppression, l'anxiété sont quelquefois excessives, le visage congestionné, les yeux expriment une profonde terreur. (Trousseau).

Le faux croup qui a pour caractère de saisir brusquement l'enfant en plein sommeil et en pleine santé, de se présenter avec des allures si alarmantes, n'est pas dangereux. L'accès dure une heure, deux heures, quelquefois trois heures, puis l'enfant se calme et tombe endormi.

Le traitement consiste à appliquer sur le cou de l'enfant une compresse ou mieux une éponge imbibée d'eau très-chaude, à lui faire respirer de la vapeur d'eau, ou mieux de décoction de mauve ou de guimauve, à lui faire absorber quelques gouttes d'éther dans un peu d'eau de fleurs d'oranger.

Habituellement les accidents se répètent plusieurs nuits de suite; pour les prévenir ou au moins en diminuer l'intensité, et, avoir sous la main un médicament plus actif, il faut prendre l'avis d'un médecin.

Indigestion. — Une indigestion a deux phases : un malaise indéfinissable, de la pesanteur d'estomac, des renvois caractérisent la première ; des nausées, de violentes douleurs de tête et des vomissements constituent la seconde.

Le traitement de la première phase, c'est-à-dire d'une indigestion qui commence, est de faire prendre une infusion très-chaude de camomille de menthe, d'angélique, ou bien encore, un verre de liqueur forte (chartreuse, kummel).

Quand ces moyens ne réussissent pas, l'indigestion suit son cours et bientôt des nausées et des vomissements arrivent.

Les nausées et les efforts que le patient fait pour se soulager constituent la période pénible et vraiment douloureuse de l'indigestion. Le traitement consiste à en abréger la durée en hâtant l'arrivée des vomissements. Dans ce but, faites prendre de l'eau ou du thé tiède et bien sucré. L'eau tiède et salée vaut mieux encore.

On peut aussi se faire vomir *à la romaine*; le moyen est très rapide.

Quand on se sent l'estomac soulagé, on se lave la bouche à différentes reprises, on attend

quelques instants avant de boire, puis on prend
une boisson bien froide, de préférence gazeuse,
telles que limonade au citron, ou une eau minérale qui calme l'estomac et le remet en bon état.

COLIQUES. — CRAMPES. — Les coliques sont
de vives douleurs de l'abdomen qui vous saisissent
habituellement en pleine santé.

Les crampes sont des douleurs de même nature
qui siègent le plus souvent à l'estomac.

Les coliques reconnaissent des causes multiples,
certaines variétés telles que les coliques hépati-
ques ou néphrétiques, réclament un traitement
énergique que seul peut donner un médecin.

D'autres, les plus fréquentes, ne s'accompagnent d'aucun trouble grave ; comme les crampes, elles se trouvent généralement calmées par
l'emploi d'un ou de plusieurs des moyens suivants.

1° Appliquer une couche d'ouate ou mieux de
la flanelle chaude sur la région douloureuse.

2° Faire prendre une infusion bien chaude de
mélisse, d'anis étoilé ou une cuillerée à café
d'Élixir de la grande chartreuse ou de l'alcool de
menthe de Ricqlès ou bien encore un grog.

Quelques gouttes d'éther dans un peu d'eau
sucrée soulagent également.

Quand ces moyens ne suffisent pas, faites des
frictions avec de l'huile de camomille camphrée,
appliquez des cataplasmes de farine de lin sur lesquels vous versez 15 à 20 gouttes de laudanum.
Si le soulagement ne survient pas encore, donnez
5 à 6 gouttes de laudanum dans un peu d'eau sucrée, mais, jamais, à un enfant, car si le laudanum
manié avec précaution n'offre pour l'adulte aucun

danger, il est un poison auquel le jeune âge est très-sensible.

EMPOISONNEMENTS. — Les empoisonnements se produisent de trois façons :

1° par l'ingestion d'un liquide corrosif ou d'un médicament toxique.

2° par l'absorption d'un aliment altéré, 3° par le séjour dans une atmosphère empoisonnée.

Cherchez d'abord la cause, le traitement varie avec elle, et appelez au plus tôt un médecin.

I.—*Empoisonnement par un liquide corrosif* (vitriol, sel d'oseille, eau de cuivre, potasse, etc.) (1) *ou par un médicament toxique* (arsenic, phosphore, strychnine, etc.).

Ces empoisonnements se caractérisent habituellement par des symptômes qui rappellent ceux du choléra.

Des vomissements et de la diarrhée vous saisissent tout-à-coup en pleine santé et s'accompagnent de coliques, crampes, douleurs violentes au creux de l'estomac, parfois même de délire ou de perte de connaissance.

En attendant le médecin : faire vomir, donner au plus vite le contre-poison, ranimer l'organisme.

1° Le soin le plus urgent est de *faire vomir*,

Donnez 1 gr. 50 de poudre d'ipéca, en deux fois à cinq minutes d'intervalle, dans un demi verre d'eau. Faites boire de l'eau tiède, ajoutez-y du sel de cuisine pour augmenter ses effets nauséeux.

Recommandez au malade de se faire vomir *à la romaine* en se servant des doigts ; s'il lui

(1) E. Ferrand, *Premiers secours en cas d'accidents et d'indispositions subites.* 4ᵉ édition Paris, 1891 page 31.

répugne de le faire, chatouillez le fond de la gorge avec les barbes d'une plume, une cuiller ou tout autre objet.

2° Donnez au plus vite le *contre-poison*.

Si vous savez que le poison absorbé est un corrosif *acide*, faites prendre, soit de la magnésie, soit du bicarbonate de soude, de l'eau de Vichy, ou, à défaut de médicament, de l'eau de savon ou de la craie écrasée.

Si la substance corrosive est, à votre connaissance, de la potasse, donnez comme contre-poison soit de l'eau vinaigrée, soit de la limonade au citron ou des blancs d'œufs délayés.

Ces boissons neutralisent et diluent les liquides corrosifs.

Règle générale. — Dans un empoisonnement par un *liquide corrosif*, administrez toujours des boissons abondantes, et donnez-les avant de *faire vomir*.

Quand au contraire il s'agit d'une substance toxique, qui, pour empoisonner doit passer dans le sang, n'administrez pas de boissons copieuses, car elles favorisent la dissolution du poison et son passage dans la circulation.

Dans ce cas *donnez d'abord un vomitif*; ne faites boire largement qu'après avoir vidé l'estomac. Les liquides ont alors pour but d'emporter dans les vomissements le peu de substance toxique qui pourrait être restée.

Dans un empoisonnement par une substance médicamenteuse, après avoir fait vomir, donnez en abondance comme contre-poison du lait, des blancs d'œufs délayés dans de l'eau, du café et du thé.

3° Ranimez l'organisme à l'aide de frictions, de bouillottes, de boissons excitantes et des divers moyens employés pour réveiller les forces vives de l'organisme. (Voir *Syncope*.)

II.—*Empoisonnement par un aliment altéré* (champignons, huîtres, moules, conserves, etc.)

Provoquez des vomissements pour expulser la matière alimentaire altérée. Vous venez de voir les moyens à employer.

Quand les aliments sont rejetés, calmez les douleurs d'estomac avec quelques gouttes d'éther dans de l'eau sucrée.

Si ce remède ne suffit pas, quelques instants après donnez une seconde dose d'éther en y ajoutant 5 à 6 gouttes de laudanum ; faites des frictions, des applications chaudes sur l'abdomen, au besoin mettez des cataplasmes, donnez du thé chaud aromatisé au rhum et vous arriverez du même coup à calmer la diarrhée et les coliques si douloureuses qui accompagnent souvent les vomissements.

III.—*Empoisonnement par une atmosphère délétère* (émanations d'oxyde de carbone qui s'échappent d'un poêle mobile, fuite de gaz pendant le sommeil, etc.)

Ce qu'il faut avant tout au malade qui s'asphyxie c'est de l'air pur. Transportez-le au plus tôt en plein air, desserrez ses vêtements, pratiquez la respiration artificielle, et prodiguez-lui tous les soins qu'on donne à un asphyxié (Voir Asphyxie).

IV. *Ivresse ou empoisonnement par l'alcool.* —.Comme dans tout empoisonnement faire vomir le patient. — L'estomac se dégage facilement par la titillation de la luette et l'emploi de l'eau tiède.

Remonter le malade en lui faisant prendre dix à quinze gouttes d'éther dans de l'eau de fleurs d'oranger ou la même quantité d'ammoniaque.

ASPHYXIE. — L'asphyxie est un état de mort apparente, produit par l'arrêt de la respiration ou par la respiration d'un air vicié.

Les cas d'asphyxie les plus fréquents sont : l'asphyxie chez les noyés, les pendus, l'asphyxie par un air vicié, l'asphyxie par pression de la poitrine, et l'asphyxie par le froid (1).

Quelle que soit la cause, le traitement est le même. Mettez le malade au grand air, desserrez ses vêtements et couchez-le la tête relevée.

Sans perdre un instant, pratiquez la respiration artificielle en portant les bras alternativement en haut sur les côtés de la tête (*premier temps*) et en bas sur les côtés du corps (*deuxième temps*). Faites ces mouvements lentement, leur donnant l'allure de la respiration artificielle. En même temps pour ranimer votre malade, usez de tous les moyens stimulants employés pour la syncope, faites des frictions sèches avec un linge dur, flagellez la figure avec une serviette imbibée d'eau froide, faites respirer des odeurs fortes. Continuez longtemps sans perdre courage.

Dès que l'asphyxié a fait la moindre inspiration il y a espoir et les efforts doivent redoubler.

Ne donnez aucune boisson cordiale avant que le malade ne respire bien, car, s'il ne sait avaler, faire boire offre des dangers.

(1) Voy. E. Ferrand, *Premiers secours en cas d'accidents et d'indispositions subites.* 4e édition, Paris 1891. p. 141.

Les noyés doivent être placés sur le côté droit de façon à rejeter l'eau qui a pénétré dans les poumons ; les mucosités qui occupent l'arrière-gorge et la bouche doivent être enlevées.

Pour les *pendus*, ne pas attendre les autorités pour couper la corde, et ne pas trop vite se décourager.

Quand l'asphyxie est due à un *air vicié* (air vicié des caves, des citernes, des égoûts, des vidanges, des mines), ne jamais pénétrer dans un endroit où une première victime a perdu connaissance, sans avoir pris les précautions d'usage qui consistent à allumer de la paille, projeter de l'eau de chaux, de l'ammoniaque, se faire attacher par une corde, ouvrir toutes les issues, et se munir d'un crochet qu'on fixe aux vêtements de la victime (Bouloumié).

4° Quand l'asphyxie provient de la *pression de la poitrine*, comme il arrive dans les éboulements, dans les grandes foules, les paniques, les incendies, insistez pour l'exposition au grand air, et comme l'encombrement est ici le danger à éviter, écartez tous les dévouements inutiles.

5° L'asphyxie par *le froid*, par la *congélation* se rencontre parfois.

Ne pas porter immédiatement le malade dans un milieu chaud, ménager au contraire les transitions, en faisant des frictions avec de la neige, puis avec des linges trempés dans de l'eau dont vous élèverez doucement la température, enfin faire prendre du café, du thé, puis une boisson plus cordiale.

III. — MÉDICAMENTS D'URGENCE

Elixir de la Grande Chartreuse. *Alcool de menthe de Ricqlès.* *Eau de mélisse des Carmes.*	Faites choix d'une de ces trois préparations. Employez-la chaque fois qu'il s'agit de réveiller les forces vives de l'organisme, dans les cas de défaillance. Syncope. Attaques de nerfs. Congestion cérébrale. Convulsions. Crampes d'estomac. Coliques. Asphyxie. Blessures graves.
Éther (20 *grammes*) (1).	S'emploie dans les mêmes cas que l'Élixir de la Grande Chartreuse, et se donne à la dose de 8 à 10 gouttes dans un peu d'eau sucrée. On le fait respirer aux malades incapables de rien absorber. Dans certains cas graves, il est précieux au médecin qui le donne en injection. Utile encore dans les accès d'oppression, d'étouffement.
Laudanum de Sydenham (8 gr.)	A donner à la dose de 5 à 6 gouttes dans le cas de crampes ou de coliques que les remèdes précédents n'ont pas calmées. (2). Est un poison pour les enfants. C'est comme l'éther, un médicament qu'il est bon d'avoir chez soi, pour que le médecin l'ait sous la main et puisse s'en servir dans les cas urgents.
Sinapismes Rigollot (une boîte),	Hémorrhagie interne. Crachement ou vomissement de sang. Attaques d'apoplexie. Convulsions asphyxiques. Asphyxie. (On met le sinapisme dans l'eau pendant une minute, on l'applique sur les jambes et les cuisses et le laisse jusqu'à ce qu'il ait produit une forte rougeur. Il faut habituellement dix minutes).
Antipyrine (1 gr. en 4 paquets).	*Convulsions.* — Se donne dans de l'eau de fleurs d'oranger. Autant de décigrammes que l'enfant a d'années. On répète la dose de demi-heure en demi-heure jusqu'à trois fois, si les convulsions ne cessent pas.

(1) La quantité marquée en regard de chaque médicament, est celle qu'il faut prendre, si l'on veut se munir d'une pharmacie d'urgence.

(2) Un compte-gouttes doit entrer dans la composition d'une pharmacie d'urgence.

Ipéca (3 paquets de poudre d'Ipéca de 0 gram. 50 c., mis au sec et renfermé dans un flacon bouché à l'émeri).

Angine. — Se donne par demi-paquet dans un peu d'eau sucrée de cinq en cinq minutes, jusqu'à effet vomitif.

PANSEMENT ET SOINS DE CHIRURGIE

Liqueur de Van Swieten (un demi-litre) pour laver et assainir la plaie.

Taffetas d'Angleterre, Baudruche gommée ou fleur de lys macérées dans l'eau-de-vie pour le pansement d'une plaie peu importante.

Gutta-percha laminée (15 centimètres de longueur sur 10 de largeur) et vaseline boriquée au 1/10 (15 gr.) si la blessure est plus grave.

On achève le pansement en enveloppant la région blessée d'une couche d'ouate et en entourant d'une bande, ou simplement en se servant d'un mouchoir.

FIN

TABLE DES MATIÈRES

Cinquième conférence

Sixième conférence

ARNOULD. — Nouveaux éléments d'hygiène. [...] in-8, de 1404 pages avec 272 figures, cartonné...

BEDOIN. — Précis d'hygiène publique. Préface par le professeur P. Brouardel. 1 vol, in-16 de 333 p., avec [illegible] fig. cart...

BONAMI. — Nouveau dictionnaire de la santé, comprenant la médecine usuelle, l'hygiène journalière, la pharmacie domestique et les applications des nouvelles conquêtes de la science à l'art de guérir. 1889. Gr. in-8 Jésus de 950 p., à deux colonnes, illustré de 702 fig... 10 fr.

BRÉVANS. (J. de). — La fabrication des liqueurs et des conserves. 1 vol. in-16 de 320 pages, avec 52 fig. cart... 4 fr.

CORLIEU. — La pratique de la chirurgie d'urgence, 1872, 1 vol. in-18 de VIII-206 p., avec 51 fig... 1 fr.

DONNÉ (A.). — Hygiène des gens du monde. in-16 de 448 pages... 3 fr. 50

FERRAND (E.) et DELPECH. — Premiers secours en cas d'accidents et d'indispositions subites. 4e *édition* 1891, in-18 avec 106 figures, cart... 4 fr.

FONSSAGRIVES. — Hygiène alimentaire des malades, des convalescents et des valétudinaires. 1881, 1 vol. in-8 de XXXII-670 pages... 9 fr.

LÉVY (Michel). — Traité d'hygiène publique et privée. 6e *édition*, 1879, 2 vol. gr. in-8, avec fig... 20 fr.

MACÉ (E.). — Les substances alimentaires étudiées au microscope, surtout au point de vue de leurs altérations et de leurs falsifications. 1 volume in-8 de 500 pages avec 192 figures et 24 planches coloriées... 14 fr.

MALAPERT DU PEUX. — Le lait et le régime lacté, 1 vol. in-16 de 160 pages avec figures... 2 fr.

MARVAUD (Angel). — Les aliments d'épargne : alcool et boissons aromatiques, café, thé, coca, cacao, maté, 1874, 1 vol. in-8 de 504 pages... 6 fr.

RAVENEZ. — La vie du soldat au point de vue de l'hygiène, 1 vol. in-16 de 375 pages, avec 55 figures... 3 fr. 50

SAINT-VINCENT (A. C. de). — Nouvelle médecine des familles à la ville et à la campagne. 1 vol. in-16, de 448 pages, avec 112 figures, cartonné... 4 fr.

SOUBEIRAN. — Nouveau dictionnaire des falsifications et des altérations des aliments, des médicaments et de quelques produits employés dans les arts, l'industrie et l'économie domestique. 1874. 1 vol. gr. in-8 de 640 pages, avec 218 fig. cartonné... 14 fr.

ZABOROWSKI. — Les boissons hygiéniques. 1 vol. in-16 avec 24 figures... 2 fr.

IMP. G. MICHAU, 17, R. BANNIER, ORLÉANS.

9 782013 601917